QUAND NOTRE SANTÉ VA MAL

OLIVIER ROBICHON

QUAND NOTRE SANTÉ VA MAL

La Bérézina du système français

LES ÉDITIONS DU CERF

www.editionsducerf.fr
24, rue des Tanneries
75013 Paris

ISBN : 978-2-204-15390-4

Pour Julia, ma fille.

Introduction

Un an, quatre mois, trois semaines et un jour

Avant de vous emmener, chers lecteurs, pour un voyage plein de surprises – souvent mauvaises, hélas – dans le petit monde du médicament, j'ai cherché à vous proposer une histoire vraie, une anecdote ou un témoignage pour vous convaincre que ce périple mérite votre attention. Des témoignages, je vais vous en livrer, qui vous rappelleront probablement l'histoire d'un de vos proches, sinon même la vôtre. Des anecdotes, ce livre en sera plein, même s'il vous faudra, pour comprendre ce qu'elles signifient vraiment, m'accompagner dans les coulisses de ceux qui, sans que vous ne les ayez jamais vus, et dont vous ignorez probablement jusqu'à l'existence, décident de votre santé. Des histoires vraies ? Ce sont les pages qui suivent, tant les secrets de ce que l'on nomme la « technostructure de la santé » ont des conséquences très concrètes et directes sur la vie et la mort. Alors, bien qu'ils fassent, paraît-il, peur aux lecteurs, j'ai finalement choisi de vous livrer un chiffre. Il est aussi simple à comprendre que lourd de conséquences. Ce chiffre, c'est 507. 507 jours ! C'est le délai qui s'écoule en moyenne entre le moment où les scientifiques de l'Agence européenne du médicament donnent leur feu vert à un nouveau traitement, qu'il s'agisse d'un antidiabétique, d'un anticancéreux ou d'un simple antidouleur, et l'instant où vous, patients français, pouvez en effet vous voir prescrire ce produit par votre médecin préféré ou par le spécialiste hospitalier qui traite votre cancer. 507 jours : un an, quatre mois, trois semaines et un jour. Ce chiffre révèle la réalité scandaleuse, parfaitement inadmissible et, à tout prendre, assez pitoyable de notre système de santé. Un système qui, pourtant, nous a longtemps été décrit comme le meilleur du monde. Car s'il faut attendre ces 507 jours, sachez que le patient allemand, notre voisin, lui aussi dépendant de l'Agence européenne du médicament, aura eu accès à ce même traitement 380 jours plus tôt – un an avant vous. Quant au patient anglais, il aura pu avoir son ordonnance 179 jours, soit six mois avant vous. Les Italiens ? Ils attendent deux mois et demi de moins que vous. On pourrait prolonger la liste à l'envi, notre constant retard n'en serait que plus évident. Finalement, seuls les malades espagnols sont clairement moins bien lotis que nous, contraints de patienter quatre mois de plus. « Ce n'est peut-être pas si grave », pensent probablement certains d'entre vous. Vraiment ? Croyez-vous sincèrement que 380 jours de retard pour accéder à un anticancéreux innovant ne se traduisent pas en vies perdues ? Croyez-vous que des mois et des mois à attendre un nouvel antidiabétique réduisant sensiblement le taux de mortalité pour cause d'accidents cardiovasculaires n'ont pas été à l'origine de centaines de décès évitables ? Estimez-vous normal qu'un migraineux chronique français soit aujourd'hui encore en train d'attendre un de ces nouveaux médicaments qui, déjà, dans 23 des 27 pays européens, mais pas chez nous, ont permis à des milliers, des dizaines de milliers de personnes atteintes de migraine de retrouver une qualité de vie à laquelle ils pensaient devoir renoncer pour toujours ?

Pourquoi ce « retard français » aussi criant ? C'est ce que je vais vous expliquer dans les pages qui suivent, en vous révélant, par exemple, qu'il y a moins de trois ans, de nouveaux médicaments, bien plus performants que la génération précédente, indiqués pour la prise en charge d'une pathologie potentiellement mortelle, et dont plus de 3 millions de nos concitoyens sont atteints, étaient accessibles dans tous les pays développés du monde à l'exception de la Corée du Nord, de l'Albanie et de la France. En vous expliquant comment des milliers de patients atteints de certains cancers et pour lesquels aucun des traitements existants n'est efficace, sont contraints d'attendre ces nouveaux médicaments aux résultats qualifiés de « spectaculaires » par les médecins et qui sauvent des centaines de vies chaque année en Europe et des milliers aux États-Unis. Déjà, même si personne ne vous l'a dit, même si c'est un sale petit secret que la Sécurité sociale comme le ministère de la Santé souhaitent ne jamais révéler, plusieurs industriels ont pris la décision de ne pas commercialiser en France certains de leurs médicaments les plus récents et les plus efficaces, en cancérologie notamment. Voilà où en est notre système de santé, parce qu'une poignée d'experts refusent obstinément d'adapter leurs méthodes d'analyse et d'évaluation. Et parce que nos décideurs politiques considèrent le médicament comme une dépense et non comme un moyen de réaliser des milliards d'euros d'économies tout en garantissant une meilleure santé pour tous.

I

Quelques petits secrets sur notre système de santé

Le meilleur au monde ? Plus depuis longtemps !

On a longtemps affirmé que notre système de santé était le meilleur du monde. Et longtemps, ce fut vrai. D'abord parce que, imaginé par une poignée d'esprits courageux réunis au sein du Conseil national de la Résistance, en pleine Occupation, et inspiré d'expériences sociales menées dans quelques corporations depuis la fin du XIXe siècle, chez les mineurs, les artisans de la soie à Lyon ou les Compagnons du devoir, ce système était basé sur les principes de solidarité et d'égalité. Riches et pauvres participaient, selon leurs moyens, à l'effort national. Riches et pauvres avaient alors accès à des soins de qualité égale. Certes, il y a toujours eu, et même après l'instauration de la Sécurité sociale telle qu'on la connaît aujourd'hui, quelques privilégiés, quelques passe-droits, quelques lieux « privés » où l'excellence se payait comptant. Mais il s'agissait d'exceptions, de situations dont aucune société, aucun système ne peut se préserver totalement. Pourtant, peu à peu, les inégalités se sont accentuées. La première, la plus criante, est née du développement des déserts médicaux. Depuis plusieurs années déjà, tous les médias vous ont expliqué pourquoi vous aviez, pour la grande majorité d'entre vous, tant de mal à décrocher une consultation, qu'il s'agisse d'un rendez-vous avec un médecin généraliste ou un spécialiste. Vous avez entendu parler de *numerus clausus*, c'est-à-dire de la limitation du nombre d'étudiants admis chaque année aux concours de médecine. Certes, cette barrière est désormais largement assouplie. Mais il faudra tout de même attendre des années avant d'en ressentir les premiers effets. Selon les dernières données publiées, la densité des médecins devrait encore stagner pendant 7 ans avant de remonter. À condition, évidemment, que la profession soit suffisamment attractive pour convaincre les jeunes bacheliers d'entrer dans un tunnel de sept à dix années d'études au moins. Or, si les médecins ne sont pas les plus malheureux de nos concitoyens, ils restent nettement moins privilégiés que le furent leurs aînés ou que le sont encore leurs collègues européens. Dans notre pays, le revenu moyen brut d'un médecin généraliste installé en ville est de 5 300 euros par mois. Et le praticien français, dont la consultation est aujourd'hui à 26,50 euros, gagne 30 % de moins que son homologue allemand et 10 % de moins que son confrère britannique. De leur côté, les spécialistes sont évidemment mieux lotis, sauf pour certains exercices, la pédiatrie ou la psychiatrie notamment qui peinent tant à attirer des candidats. Là encore, une spécificité française explique la difficulté à décrocher le rendez-vous parfois tant attendu. Alors que 75 % des médecins de ville allemands ou espagnols sont des spécialistes, ce qui est aussi le cas de près de 80 % des médecins italiens, hongrois, suédois, polonais, de 70 % de leurs confrères norvégiens, suisses, danois et encore de 60 % des médecins belges ou autrichiens, nous devons nous contenter en France d'un chiffre d'à peine 55 %. Ils sont en effet, selon les pouvoirs publics, 124 000 face à 102 000 généralistes. Ce n'est pas le fruit du hasard. Pendant plusieurs décennies, nos gouvernants, désireux de combler le fameux « trou de la Sécu », ont agi avec la santé de nos concitoyens de façon au mieux irresponsable, au pire dramatique. Puisqu'il fallait limiter les dépenses, il suffisait de limiter l'offre de soins pour tirer la consommation vers le bas. Tout simplement ! Comme si les Français étaient tous irresponsables et hypocondriaques, passant, par simple plaisir, d'un cabinet de médecin à l'autre, se goinfraient de tous les médicaments disponibles en pharmacie et trouvaient un bonheur sans égal à patienter six heures dans un service d'urgence.

Le grand oublié des dernières décennies : le dossier médical partagé

On a donc creusé les inégalités en rendant toujours plus difficile l'accès aux soins. Et en oubliant, évidemment, de mettre en place un simple outil qui aurait pu permettre de limiter les consultations à répétition, les ordonnances contradictoires, les examens redondants et autres prescriptions inutiles. L'outil en question ? La carte ou le dossier santé, qui est désormais promu par les pouvoirs publics sous le nom de dossier médical partagé ou « Mon Espace Santé ». Il est désormais accessible, mais au prix de trente années de retard au moins par rapport à nos voisins européens, et l'on n'ose pas en faire un document obligatoire. Pourtant, l'immense majorité des Français accepterait très probablement, comme ils le font avec leur carte Vitale, d'autoriser l'accès à leur historique santé pour pouvoir passer une échographie, subir un examen sanguin, ou effectuer une simple consultation de spécialiste. D'autant que cet historique pourrait probablement permettre d'éviter, outre des dépenses inutiles, de nombreuses interactions médicamenteuses qui se terminent parfois à l'hôpital et pourrait faciliter le suivi des pathologies par n'importe quel praticien, notamment en cas d'urgence. Il y a quelques mois, lors du dernier recensement, on comptait 7,9 millions de comptes « Mon Espace Santé » activés. « Quand même près de 8 millions », pourrait-on dire. Seulement 8 millions, en réalité ! C'est moins de 12 % de la population. Et encore, on parle ici d'espaces activés, mais combien ont été véritablement nourris par tous les actes médicaux de leur titulaire ? Qu'y aurait-il de scandaleux et d'inadmissible à rendre cet espace obligatoire, dans un système de protection sociale où l'essentiel des dépenses est pris en charge par la solidarité nationale ? D'autant que le dossier est sur le bureau des différents ministres de la Santé depuis la fin des années 1980. Et que l'on a dépensé, allègrement et sans véritable contrôle, des centaines de millions d'euros en commandant à diverses sociétés expertes, paraît-il, des ébauches, des expérimentations, des projets dont aucun n'a vu le jour. Avec pour seules bénéficiaires les entreprises mandatées qui n'ont jamais eu à rendre le moindre compte sur la manière dont elles ont aspiré avec gourmandise les budgets qui leur avaient été alloués.

Et voilà comment, en s'acharnant à réduire l'offre de soins pour en réduire la consommation, en oubliant les outils les plus évidents afin d'accompagner l'évolution du système, en refusant de réformer l'hôpital pour ne pas se mettre à dos les élus locaux qui président les conseils d'administration de structures qui sont souvent le premier employeur local, on a perverti notre système de santé, le rendant plus inégalitaire que jamais. Alors certes, nos ministres continuent de nous dire que notre Sécu nationale est unique et magnifique puisqu'elle paie sans rechigner, ou presque, 82 % de nos dépenses de santé, le solde étant généralement pris en charge par nos mutuelles et assurances complémentaires. Non seulement on oublie là les 5 % de nos concitoyens qui sont privés de cette dernière assistance (soit tout de même 3,5 millions de personnes qui, a priori, ne sont pas dans cette situation par plaisir ou par principe) mais on omet surtout de s'interroger sur ce que paie vraiment cette énorme enveloppe de près de 230 milliards d'euros. Est-ce qu'il s'agit d'une utilisation juste et optimale de ces sommes lorsqu'on finance des services hospitaliers qui sont sous-équipés et où l'on pratique si peu d'actes qu'il est parfois dangereux d'y accoucher ou de s'y faire opérer de l'appendicite ? Est-ce une juste dépense lorsqu'on rembourse une consultation de cardiologue attendue pendant des mois par une personne âgée qui a eu la malchance de ne pas vivre à Nice ou à Paris ? Juste dépense aussi, lorsqu'on finance un service d'urgences sans se demander quel rôle pourraient jouer les médecins de ville environnants ? Juste dépense, enfin, lorsque les milliards d'euros remboursés par la Sécu oublient les médicaments les plus récents, les plus innovants et, oui, parfois aussi, les plus chers mais les plus efficaces et qui sont souvent, ce que nos ministres refusent d'évoquer, des facteurs d'économies substantielles ? Un peu comme si ces fameux tableaux Excel qu'ils manipulent en permanence avaient en plus un défaut : ils ne prennent en compte que les dépenses mais jamais les recettes, les économies générées. La preuve ? Chiffres et témoignages à l'appui, voici l'exemple d'une maladie qui a fait la une de l'actualité pendant des mois, l'hépatite C.

Hépatite C : une maladie dont on guérit, et alors ?

Voilà une pathologie particulièrement pernicieuse, une infection du foie véhiculée par le sang et qui souvent, pendant de longues années, demeure silencieuse, sans aucun symptôme capable d'alerter le patient, telle une bombe à retardement. Puis surviennent les premiers signes, de la fièvre, une perte d'appétit, une fatigue toujours plus intense, à laquelle succèdent des nausées, des douleurs articulaires et abdominales. Le malade peut alors vivre des années dans cet état de grande faiblesse avec, très souvent, un symptôme dépressif qui accompagne l'infection. L'hépatite est alors dite aiguë pour devenir ensuite chronique dans 80 % des cas. Évidemment, depuis la récente découverte de ce virus, en 1989, des traitements ont été développés, mais des traitements aussi lourds en effets secondaires que complexes à suivre, et qui ne permettaient que très exceptionnellement de guérir, mais accompagnaient le patient pendant des années – sauf lorsque les tissus du foie étaient tellement atteints que seule une greffe, lorsqu'elle était possible, permettait de garder un peu d'espoir. Il y a encore moins de 10 ans, près de 3 000 personnes décédaient chaque année en France de l'hépatite C. Soit près de deux fois plus de décès que ceux causés par le cancer de la peau. Et ce virus concerne entre 200 000 et 250 000 Français. Mais en 2013, de l'autre côté de l'Atlantique, une découverte change tout ou presque pour les médecins et les patients : un laboratoire, Gilead Sciences, annonce la mise au point d'un traitement, baptisé Sovaldi, une gélule toute simple, sans effets secondaires réellement importants, qu'il faut prendre douze semaines durant, une fois par jour, et qui permet de guérir près de 95 % des personnes atteintes de l'hépatite C. De guérir ! Pas de traiter ou d'accompagner. Le malade, après un peu moins de trois mois, n'est plus un malade. Finies, oubliées, les souffrances, les fatigues, les visites à l'hôpital ou chez le médecin, les arrêts maladie de longue durée, les analyses de contrôle à répétition, la vie quotidienne gâchée, pourrie par les douleurs, les épisodes dépressifs et l'épuisement presque total. Mais rapidement, ce n'est pas cette guérison enfin possible que l'immense majorité des commentateurs, des politiques, des associations retiennent de ce Sovaldi. Non, ce qui fait la une de tous les médias, c'est son prix : 84 000 dollars, soit 1 000 dollars par gélule. Alors, on s'interroge : combien coûte vraiment la fabrication d'une de ces gélules ? Sûrement beaucoup moins que 1 000 dollars. Évidemment, on oublie qu'il a fallu injecter des centaines de millions dans les essais cliniques, que Gilead, pour mettre la main sur ce produit, a dû signer, deux années plus tôt, un chèque de 11 milliards de dollars, pour racheter le petit labo qui avait le premier découvert le produit, mais qui ne disposait aucunement des moyens de réaliser tous ces essais nécessaires à la mise sur le marché de la fameuse gélule. Non, ce qui compte pour certaines organisations, comme

Médecins sans frontières, c'est de pouvoir dénoncer le prix du traitement en affirmant que le gramme du principe actif de ce médicament coûtait 67 fois plus cher qu'un gramme d'or. Un certain journal ira même jusqu'à comparer les revenus du laboratoire Gilead à ceux des parrains colombiens de la drogue. Ben voyons ! Notons d'ailleurs que lorsque ces mêmes journaux accueillent, dans leurs pages, les campagnes de publicité d'Evian ou de Vittel, ils ne s'interrogent jamais sur le coût de production d'une bouteille de d'eau minérale de ladite marque. Si les laboratoires pharmaceutiques avaient le droit, comme aux États-Unis, de faire de la publicité à destination du grand public pour la promotion de traitements soumis à prescription, ce qui n'est évidemment pas le cas en France, peut-être certains médias se montreraient-ils moins agressifs à l'encontre de potentiels annonceurs ? Lorsque le Sovaldi pourra enfin être prescrit en France, le débat va de nouveau porter sur le prix du médicament. Évidemment, comme c'est toujours le cas, et depuis toujours, le prix en Europe et donc en France, est très inférieur à celui constaté aux États-Unis. Ce qui permet d'ailleurs aux responsables politiques d'outre-Atlantique d'affirmer que ce sont les patients américains qui financent, grâce à ces prix très élevés, une grande partie de la recherche mondiale. Ce qui n'est pas exagéré, loin de là, comme on l'a vu lors de la crise du Covid.

Un laboratoire accusé de vendre son médicament au prix du diamant brut

On se jette donc sur les dirigeants de Gilead en France, en les accusant de vendre leur médicament au prix du diamant brut, en oubliant souvent de rappeler quand même les effets démontrés dudit médicament (c'est-à-dire qu'il guérit, tout de même) et en se demandant quel démon en blouse blanche peut bien oser proposer une boîte de 84 gélules au tarif exorbitant de 41 000 euros – soit le prix sur lequel le laboratoire et le gouvernement français se sont accordés. Ce qu'aucun article, aucune tribune, aucune pétition, rien de ce qui a été publié alors ne précise, bien que tous ceux qui connaissent le secteur le sachent parfaitement, c'est que le prix affiché et qui fait même l'objet d'une publication au *Journal officiel de la République française*, n'est pas le vrai prix, tant s'en faut ! Dans le mystère des négociations, le gouvernement exige (et obtient) une remise qui demeure secrète pour la plupart des médicaments dont les prix sont élevés. On n'est pas, ici, dans la catégorie des petits gestes entre amis ou des quelques points de remise accordés par le fournisseur à son meilleur client. Il peut s'agir d'un rabais de 20, 30, 40 % et parfois plus encore. Au total, ces remises devraient, sur la seule année 2023, représenter un montant de 7 milliards d'euros. C'est un non-dit, un tabou absolu, un secret que personne, ni le laboratoire, ni les pouvoirs publics, ne brise jamais. Évidemment, même avec une remise imposante, le prix de ce traitement, compte tenu du nombre de patients potentiels, risquait de représenter une dépense monumentale, même pour notre Sécurité sociale. On s'oriente donc vers une prise en charge progressive des malades, avec une priorité donnée à ceux dont l'état est malheureusement le plus avancé. Sans pour autant que la polémique ne retombe. Au point, d'ailleurs, que lorsque Gilead, le 15 septembre 2014, va accorder à près de 80 pays dans le monde, parmi les plus défavorisés, une forme de licence gratuite, autorisant les laboratoires locaux à copier la formule du Sovaldi, la question qui sera alors posée sera de savoir pourquoi le médicament peut coûter 75 dollars en Inde et 41 000 euros en France. De son côté, le laboratoire avance que c'est d'abord parce que le prix affiché dans les pays développés est important que l'entreprise peut ensuite proposer son traitement à des prix adaptés aux pays pauvres. En France, au-delà de ce « rationnement » instauré, le gouvernement va aller un peu plus loin, de façon à démontrer qu'il n'est pas soumis « au lobbying des labos » tout en limitant la dépense liée à la prise en charge des malades. Le ministère de la Santé annonce ainsi, fin 2014, qu'au-delà d'un certain chiffre d'affaires réalisé en France – 450 millions en 2014 et 700 millions l'année suivante –, Gilead, qui est alors le seul à proposer un traitement de ce type, devra rembourser une partie des revenus tirés de son médicament. Une « innovation » qui sera d'ailleurs plus tard utilisée de nouveau, sous le nom de « clause de sauvegarde », et qui à l'époque, est à peine relayée par les médias. Dans les colonnes du quotidien *Le Monde*, une source « proche du dossier » selon l'expression consacrée, insiste en affirmant : « On ne sait jamais à partir de quel seuil un médicament est rentable pour un laboratoire. » La source en question complète : « Surtout si le prix a d'abord été déterminé en fonction de critères financiers pour doper le cours de la Bourse. » Une source qui oublie au moins deux choses. Tout d'abord de rappeler que le prix de 41 000 euros évoqué n'est pas le vrai prix, celui qui sera remboursé par la Sécu. Mais elle oublie aussi de s'interroger sur un second point : si on ne sait pas à partir de quel seuil un médicament est rentable pour le laboratoire, peut-être peut-on se demander à partir de quel seuil il est effectivement rentable pour l'État.

Un médicament cher, mais des économies substantielles

Pourtant, toutes les données existent. Avant l'arrivée du Sovaldi, les patients atteints d'hépatite C n'étaient pas abandonnés sur un lit d'hôpital : ils étaient pris en charge par des traitements, certes loin d'être parfaits mais qui coûtaient tout de même une somme conséquente à la Sécu. Et comme ces traitements n'avaient pas, tant s'en faut, la même efficacité que le petit nouveau, il fallait aussi accompagner le patient avec de nombreuses consultations, des prescriptions complémentaires, des équipes qui assuraient la prise en charge à l'hôpital. Ces malades, pour la plupart épuisés, diminués, exténués par la maladie mais aussi par les effets secondaires des traitements, étaient évidemment dans l'incapacité de travailler, parfois en arrêt maladie pour des semaines, des mois – et étaient alors, heureusement d'ailleurs, indemnisés par la Sécu.

Sans oublier que des centaines d'entre eux avaient alors besoin d'une greffe de foie, le deuxième organe le plus greffé en France après les reins. Or une seule greffe de foie coûte à notre système de santé, entre 100 000 euros et 200 000 euros. Tous ces calculs relèvent d'une science aujourd'hui bien maîtrisée : la pharmaco-économie. Mais vous pourrez chercher dans les centaines d'articles publiés et qui, tous ou presque, dénoncent le prix affiché sur l'étiquette des boîtes de Sovaldi : aucun ne tente, ne serait-ce qu'à la louche, d'évaluer combien coûtait la prise en charge d'un patient avant l'arrivée du médicament. Une société experte en pharmaco-économie a pourtant produit une telle étude. Public Health Expertise (PHE), dirigée par Martin Blachier, très présent sur nos écrans de télévision durant la crise du Covid, avait été mandatée en 2019 pour analyser les coûts du traitement des malades avant et après l'apparition de ces nouveaux médicaments. Mandatée oui, et par le laboratoire lui-même. « Évidemment ! Le laboratoire qui produit ses propres données ! » La remarque est habituelle dans l'univers du médicament : l'image des laboratoires pharmaceutiques est telle que tout ou presque est perçu comme l'élément d'une conspiration, un faux par nature, un détournement de la vérité. Mais il faudra bien un jour admettre que ces entreprises n'ont pas tous les pouvoirs, ne sont pas « le malin » réincarné et qu'elles ne pourraient pas se permettre, via une société extérieure de surcroît, de mentir sur les chiffres d'une étude qui sera présentée au ministère de la Santé sans que jamais les données de ce travail ne soient remises en cause. L'idée de base de PHE est simple : partant d'un échantillon de 72 000 patients français atteints de l'hépatite C et qui furent en effet traités, entre 2014 et 2018, avec les médicaments les plus innovants, l'étude a voulu analyser ce qu'auraient été les coûts et les résultats de la prise en charge de ces malades sans l'arrivée du Sovaldi et de ses différentes versions – un médicament, sorte de Sovaldi amélioré, fut commercialisé peu de temps après sous le nom d'Harvoni, il est jugé plus performant et permet un traitement moins long. Dans un second temps, l'étude compare les données obtenues aux coûts et résultats constatés après l'introduction de ces nouveaux traitements. Les données initiales ne sont pas suspectes puisqu'elles sont, en grande partie, fournies par la Sécurité sociale et par des analyses préalables. Ainsi, pris en charge avec les protocoles standards, avant la mise sur le marché du Sovaldi, le coût des traitements était d'1 milliard d'euros. À cette somme, il conviendrait d'ajouter 2 milliards d'euros de coûts médicaux induits : il s'agit là des journées d'hospitalisation, nombreuses et souvent coûteuses, du suivi et des traitements nécessaires pour prendre en charge les effets secondaires, sans oublier les fréquentes greffes de foie qui pourraient représenter, pour cette population, jusqu'à un milliard d'euros. Enfin, et compte tenu de l'état d'extrême fatigue et des conséquences psychiatriques souvent très lourdes pour les personnes traitées, le coût des arrêts de travail directement imputables à la maladie s'élèveraient, pour les années suivant la prise en charge, à près de 2,4 milliards d'euros. Soit une somme totale de 5,4 milliards d'euros. Mais, et c'est loin d'être anecdotique, sur les 72 000 patients concernés, 24 000 ne pouvaient pas être médicalement pris en charge avec les anciens traitements. Soit 30 % de la population en question.

Penchons-nous maintenant sur la situation actuelle, celle d'un monde qui dispose des nouvelles thérapeutiques. Le coût représenté par les médicaments, pour les 72 000 patients guéris, a été de 3,4 milliards auxquels s'ajoutent un peu moins d'un milliard pour les coûts de prise en charge hospitalière des personnes et de leur suivi. Compte tenu de l'efficacité de ces nouveaux traitements et de la vie ainsi retrouvée pour les patients, les coûts indirects constatés, notamment en matière de perte de productivité, sont inexistants. Enfin, n'oublions pas que ces calculs sont basés sur un prix « officiel » des nouveaux médicaments et que cette prise en charge a permis de guérir la totalité des 72 000 malades. Le tout pour une enveloppe globale de 4,3 milliards d'euros. C'est énorme, oui. Mais c'est moins, nettement moins, que les 5,4 milliards d'euros que notre pays aurait dû payer sans Sovaldi et ses successeurs. Ainsi, ce scandaleux médicament, au prix « inadmissible », « plus cher que l'or » et « plus rentable que la cocaïne » aura permis à la France, sur les 72 000 premiers patients traités, de réaliser une économie de 1,1 milliard d'euros – et à tous ces malades de sortir de l'enfer.

II

Le circuit du médicament

507 jours, donc. Pour accéder aux patients français, le médicament, quel qu'il soit, qu'il s'agisse d'un nouvel antidouleur quelconque ou, au contraire, d'un traitement du cancer particulièrement innovant, doit franchir trois étapes principales. La première se déroule à l'échelle européenne. Les laboratoires pharmaceutiques qui souhaitent commercialiser leurs produits sur le Vieux Continent déposent un dossier auprès de l'Agence européenne du médicament. Cette institution créée en 1995 et qui a, depuis le Brexit, quitté Londres pour s'installer à Amsterdam, réunit près de 1 000 fonctionnaires qui doivent donc évaluer scientifiquement l'intérêt et la sécurité des médicaments qui leur sont proposés. L'Agence s'appuie également sur le savoir-faire de plusieurs centaines d'experts extérieurs qui rendent des avis consultatifs. Les dossiers qui sont soumis par les industriels sont évidemment conséquents, évoquant tout à la fois les recherches initiales mais aussi, et presque surtout, les résultats des essais cliniques qui ont permis de démontrer l'efficacité des molécules et leur sécurité. Ces essais, qui nécessitent des investissements de plusieurs centaines de

millions de dollars ou d'euros, sont généralement, et aussi souvent que possible, conduits sur des milliers de patients. Aussi souvent que possible ? Il arrive en effet que la pathologie concernée soit une maladie rare, auquel cas il est évidemment impossible de réunir des cohortes de « cobayes » comme c'est le cas pour des pathologies plus courantes. L'Agence européenne adapte alors son évaluation à la spécificité de la maladie visée. L'examen conduit par l'agence se déroule sur plusieurs mois. Ce fonctionnement est similaire en tous points, ou presque, à celui que l'on retrouve dans la plupart des grandes agences sanitaires et notamment aux États-Unis, où la plus ancienne de toutes ces institutions, créée en 1906, est connue sous le nom de Food and Drug Administration. Le « Food » en plus, donc, puisque l'organisation, qui est une agence fédérale mais dont les décisions sont indépendantes du pouvoir politique, a également la charge de contrôler l'industrie agroalimentaire.

La santé a un coût, la santé est un marché

Dans l'immense majorité des cas, les laboratoires déposent d'abord leurs dossiers auprès de cette FDA d'outre-Atlantique. Pourquoi ? Avant tout parce que le marché américain est, en matière de médicaments comme pour de nombreux biens de consommation, le marché roi. Les produits de santé y sont vendus à des prix qui sont en moyenne deux à trois fois plus élevés qu'en Europe. L'occasion, pour moi, de devancer ici certaines de vos possibles remarques, réserves ou critiques. Car oui, la santé est aussi un marché. C'est d'ailleurs pour cette raison que, comme le répètent régulièrement nos ministres du Budget lorsqu'il s'agit de nous expliquer pourquoi il faut prendre garde à ne pas trop « consommer » de médicaments : si la santé n'a pas de prix, au sens où elle est un bien primordial et vital pour chacun d'entre nous, elle a bien un coût. Comme vous probablement, je rêve d'un monde où les chercheurs les plus compétents, les scientifiques les plus géniaux, mais aussi les médecins et avec eux tous les professionnels de santé, travailleraient pour le bien-être de nos concitoyens de manière tout à fait désintéressée, sans jamais se préoccuper de profits, d'investissements, ou même du montant de leurs salaires puisqu'ils seraient tous rémunérés par la puissance publique à hauteur de leur dévouement et de leurs compétences. Sans oublier les usines de médicaments, de vaccins, de *pacemaker* ou de prothèses les plus modernes qui tourneraient à plein régime en remisant l'objectif de rentabilité au second plan. Mais voilà ! Le système actuel n'est pas celui-là, et les pays le refusant ne sont pas nécessairement des exemples en matière d'accès aux soins et à l'innovation.

Et pourquoi pas une industrie pharmaceutique d'État ?

Certains pourtant, jusque chez nous, continuent de plaider pour la mise en place d'un pôle public du médicament, de sa recherche à sa production. Une telle organisation n'existe nulle part, hormis dans quelques dictatures où elle permet surtout de priver la population des soins les plus élémentaires. Mais à l'occasion du débat autour des ruptures d'approvisionnement, toujours plus nombreuses selon les chiffres, quelques élus ont évoqué l'hypothèse d'un tel pôle industriel public, capable de produire ces médicaments qui viennent parfois à manquer. Objectif : sélectionner quelques dizaines de médicaments considérés comme essentiels et confier leur production à des usines d'État, capables ainsi de produire ce qu'il faut d'insuline, de chimiothérapie ou d'antidouleurs pour répondre aux besoins de la population sans devoir tenir compte des questions de rentabilité ou de concurrence qui sont, en partie au moins, à l'origine de ces ruptures. Et pourquoi pas ? Mais alors, il faut faire vite, très vite même, et trouver les quelques milliards d'euros pour poser rapidement les premières pierres. Car on ne produit pas des médicaments comme on fabrique des boulons, des bouteilles en verre ou des voitures. Il suffit de s'intéresser à l'activité du secteur pour découvrir qu'une usine de médicaments nécessite 6 à 8 ans pour être opérationnelle et que, comble de la difficulté, il ne suffit pas d'appuyer sur un bouton pour transformer une chaîne de production de paracétamol en un outil de fabrication d'insuline. Il faudra donc construire plus d'une usine, aussi grande soit-elle. Imaginez que soit mise en place une telle initiative, généreuse, tournée vers le patient et disposée à vendre à prix coûtant ou presque certains de nos médicaments les plus prescrits – notamment pour des traitements dont les brevets sont tombés dans le domaine public, et qui sont désormais des génériques. Selon vous, que feraient les laboratoires privés qui commercialisent ces mêmes produits mais selon les règles de l'économie de marché, c'est-à-dire avec un prix permettant au moins de réaliser un petit profit (ce qui est déjà compliqué, la plupart des génériqueurs admettant que, sur l'essentiel de leurs catalogues, ils vendent à prix coûtant en France) ? Que feraient-ils alors que la demande est désormais mondiale et qu'un concurrent d'État met sur le marché le même traitement, moins cher ? La réponse est simple : ils ne distribueraient plus ce médicament dans l'Hexagone. Imaginez alors le grain de sable, l'erreur humaine ou la panne mécanique, comme il en arrive si souvent sur des outils de production aussi précis et sensibles. Imaginez que notre belle usine d'État vienne à devoir fermer ses portes ne serait-ce que quelques semaines. La pénurie serait alors totale puisque les produits équivalents fabriqués par ces profiteurs ne seraient plus disponibles en France sur un simple coup de fil du pharmacien, comme c'est le cas aujourd'hui. Bien sûr, après avoir « tapé dans les stocks » (en espérant que ceux-ci soient mieux gérés que les stocks de masques), il serait possible, au bout de quelques jours, quelques semaines, de faire revenir d'Allemagne, de Pologne ou d'Espagne quelques lots des médicaments concernés. Mais en quelles quantités ? Suffisamment pour répondre aux besoins des patients français ? Et au bout de combien de temps ? Voilà le risque encouru si l'option du pôle public voyait le jour.

Aux États-Unis, les politiques se battent depuis des années pour permettre à tous les diabétiques de pouvoir accéder à leur insuline. Or, certains industriels, dont j'affirme qu'ils sont loin d'être irréprochables et qu'il existe dans leur corporation, comme dans toutes les autres, des comportements inadmissibles, ont appliqué depuis des décennies, sur ce marché américain, où les prix sont libres, et ce, chaque début d'année et pour certains deux fois par an, des hausses de prix totalement excessives sur certains traitements pourtant indispensables et vitaux. L'insuline est de ceux-là. Et pour près de 3,3 millions d'Américains parmi les plus âgés et les moins fortunés qui sont en partie couverts par le système Medicare, assurance publique réservée aux plus de 65 ans et aux personnes vivant avec un handicap, ces hausses ont eu un effet catastrophique. Et pour cause : outre-Atlantique, entre 2000 et 2020, le prix moyen de ce produit a augmenté de 600 %. Même s'ils sont en partie remboursés, les plus défavorisés ont été nombreux à ne plus pouvoir se traiter correctement. On estime que plusieurs dizaines de milliers de diabétiques en étaient arrivés à ne prendre leur traitement qu'un jour sur deux pour tenter de faire diminuer le reste à charge. Avec, on s'en doute, un risque énorme pour leur santé. Pensez-vous que face à ces comportements inflationnistes, le pouvoir fédéral ou même certains États de l'Union n'auraient pas eu les moyens de se doter d'un outil de production capable de faire face à cette concurrence hors de prix ? Évidemment. Mais les risques évoqués ici ne leur ont pas échappé. Il y a trois ans, le Congrès s'est lancé dans une vaste offensive, jouant sur l'image des industriels et exigeant des remises et parvenant finalement à imposer aux trois géants de cette spécialité, parmi lesquels le Français Sanofi, qu'aucun assuré de Medicare n'ait plus de 35 dollars par mois à payer pour son insuline. C'est encore beaucoup, beaucoup plus qu'en France par exemple, où la même dose coûte entre 8 et 10 euros. Mais ce prix plafond, auquel se sont soumis cette année les industriels, est une avancée phénoménale pour tous les patients concernés et sans aucun risque de pénurie.

Alors que depuis le milieu des années 1980, le secteur public, en France, s'est peu à peu désengagé de toute production en son propre nom, il serait surréaliste de voir réapparaître une telle ambition dans un secteur aussi concurrentiel, sensible, et de pointe que les produits de santé. À moins que les positions de ceux qui réclament une telle solution soient avant tout idéologiques, ce qui n'est pas exclu.

Une agence française qui se prend pour la meilleure du monde

Regarder ailleurs pour en tirer quelques leçons. Voilà un principe qui semble avoir échappé à notre fière agence tricolore, la Haute autorité de santé. Reprenons notre exploration du circuit là où nous l'avions laissé, à la sortie de l'Agence européenne du médicament. Après quelques mois d'examens et de débats entre experts, la décision tombe, négative ou positive. Dans le premier cas, c'est la porte de sortie. Définitive parfois, provisoire souvent, lorsque l'AEM (on dit généralement l'EMA, pour European Medicines Agency, la langue de Molière ayant visiblement cédé sous les coups de boutoir de celle de Shakespeare) exige du laboratoire des compléments d'information, de nouvelles données, de nouveaux essais cliniques pour éventuellement statuer une seconde fois. Mais si la réponse est positive, cela signifie que les bénéfices constatés grâce à la prise du médicament sont clairement et indubitablement supérieurs aux risques. Car des risques, il y en a toujours ! Nos dirigeants comme tous les médecins médiatiques vous l'ont souvent répété, le plus anodin des médicaments n'est pas un produit comme les autres. Vous le savez puisque certains donneurs de leçons s'acharnent à nous égrener les effets secondaires de chaque nouveau traitement avant, et encore pas toujours, d'en préciser les bienfaits. Mais on le sait : aucun médicament n'est exempt de risques. Attention : ce n'est pas parce qu'il est précisé sur la notice que la prise du traitement peut s'accompagner de fatigue, de saignements ou de troubles de l'humeur que vous risquez une fois sur deux de vous retrouver épuisé sous la couette, perdant des litres de sang et hurlant sur votre conjoint à la moindre occasion. Et il serait bon, comme cela se fait parfois, de préciser sur cette notice anxiogène la fréquence à laquelle les effets secondaires sont constatés. Voilà d'ailleurs une notion, une forme de relativisme qui nous aurait permis d'éviter les délires, aujourd'hui encore, de quelques-uns qui se répandent pour affirmer que la vaccination contre le Covid a été et est toujours la cause de milliers de cancers, de dizaines de milliers, et peut être plus après tout, d'accidents cardiaques et autres diverses pathologies toutes plus meurtrières les unes que les autres. Si une hausse du nombre de cancers a pu être constatée, on sait parfaitement pourquoi : pendant les deux années de la crise sanitaire, les dépistages qui ont lieu chaque année, soit à l'origine de la Sécurité sociale, soit volontairement à l'initiative des patients, ces dépistages, donc, ont vu leur nombre et leur fréquence s'effondrer. Et lorsque, peu à peu, à la sortie de la crise, on a de nouveau diagnostiqué ces cancers provisoirement oubliés, leur nombre était logiquement, mathématiquement, beaucoup plus élevé qu'au cours d'une année normale. Quant aux autres pathologies, il faudra tout de même ne pas oublier de préciser que près de 54 millions de personnes ont été vaccinées en France. Ce qui devrait permettre de relativiser quelques chiffres avancés par les antivax pour continuer d'exciter les peurs et de faire bouillir leurs marmites, qu'elles soient éditoriales ou politiques. Qui peut sincèrement croire, mis à part quelques complotistes, qu'une vague d'effets secondaires aussi dangereux que conséquents serait passée sous les radars de toutes les agences sanitaires de la planète, ou que, dans une entente maléfique et mortifère, ces agences auraient toutes été convaincues par une force occulte de ne rien dire ni faire.

Ainsi, les médicaments ne sont pas des biens comme les autres. Et l'EMA s'attache donc, dans un premier temps, à vérifier que les produits qui lui sont soumis sont clairement plus bénéfiques que dangereux et qu'ils apportent une solution thérapeutique incontestablement efficace aux patients auxquels ils sont destinés. Une fois ce feu vert accordé, le médicament dispose d'une « autorisation de mise sur le marché » européenne (AMM) et les dossiers passent au niveau de chaque État membre de l'Union européenne. Mais cette terminologie est pour le moins trompeuse. Car avant de pouvoir en effet être « mis sur le marché », le médicament en question va devoir suivre une procédure spécifique à chacun des pays. Afin d'encadrer ces procédures, non pas sur leur contenu mais sur leur durée, une directive européenne, dite « directive transparence » a fixé, dès le mois de décembre 1988, la durée maximale qui doit s'écouler entre le moment où le dossier du médicament sort des bureaux de l'Agence européenne avec son feu vert et la date à laquelle ce traitement doit être mis à disposition des patients de chaque pays de l'Union. Et ce délai est de 180 jours. Sans nous lancer ici dans un cours de droit européen, rappelons que les directives européennes, quand elles sont transposées dans le droit national, ont force de loi. Et pourtant, revoilà nos 507 jours ! Au lieu des 6 mois que devrait durer la procédure hexagonale, celle-ci est donc en moyenne de près de 17 mois ! Et c'est dès l'arrivée du dossier sur le bureau de la Haute autorité de santé que le retard commence à s'accumuler. Pourquoi ? Tout simplement parce que notre belle et grande agence va, et elle est la seule des pays d'Europe à agir ainsi, refaire le travail déjà effectué par les experts européens. Des semaines et des mois d'évaluation et de contrôle comme si l'analyse réalisée par l'Agence européenne du médicament n'avait servi à rien ou n'avait pas existé. Des semaines et des mois qui s'ajoutent donc aux travaux des experts européens, lesquels durent déjà 15 mois, en moyenne, entre le dépôt du dossier par le laboratoire et la publication de la décision.

Quelle agence européenne ?

Face aux contestations qui s'expriment parfois du côté des laboratoires, mais aussi de la part des médecins et des malades qui, à juste titre, s'impatientent, notre Haute autorité de santé a jugé nécessaire de réaffirmer « son engagement au bénéfice des patients » il y a tout juste quelques mois, le 31 mars 2023, par le truchement d'une « mise au point » sur son site internet. Tout un chacun pourra accéder à ce texte et constater que la question du délai et de ces 507 jours n'y est jamais évoquée. Mais ce qui est plus surprenant encore, c'est qu'au détour d'une petite phrase, l'Autorité semble se positionner comme si l'Agence européenne n'existait tout simplement pas. On notera d'ailleurs que, dans ce long texte, l'EMA n'est jamais citée. « C'est le devoir de la HAS d'exiger des éléments de preuve d'efficacité et d'innocuité de ces médicaments (…). C'est le rôle de la HAS de s'assurer de l'intérêt véritable de nouveaux traitements, au-delà des promesses et des effets d'annonce. » Une revendication tout simplement surréaliste puisque « ces preuves d'efficacité et d'innocuité » ont déjà été fournies à l'EMA qui les a validées. « L'intérêt véritable » de ces nouveaux traitements a lui aussi été attesté par les experts européens. Mais visiblement, la HAS suggère que ces experts ont pu être tout simplement trompés et abusés par « des promesses et des effets d'annonce ». Voilà pourquoi, on imagine, notre belle Autorité décide de tout refaire de zéro. Et voilà qui explique, au moins en partie, ce fameux retard au bout duquel – il conviendrait tout de même de ne pas l'oublier –, il y a des patients qui souffrent, qui tentent de survivre mais aussi qui meurent. La HAS n'hésite d'ailleurs pas à assumer ce temps perdu pour les malades puisqu'elle affirme qu'il importe de ne pas « confondre vitesse et précipitation ». En passant, on imagine la réaction des scientifiques européens qui participent aux évaluations de l'EMA en découvrant ce texte. L'image du Français, sûr de lui et arrogant, en est sans doute sortie renforcée. Car il faut bien ici se poser la question : pourquoi, à l'inverse de tous ses homologues européens, notre tricolore HAS revient sur le travail de l'EMA comme si celui-ci n'avait jamais été fait ou n'était pas suffisamment digne de confiance pour la santé des patients français ? Il n'y a pas des dizaines de réponses possibles à cette énigme, il n'en existe à vrai dire que deux. En effet, soit il s'agit d'un sentiment de supériorité que rien dans l'histoire de l'EMA ne peut pourtant justifier, soit il s'agit de « faire traîner », de gagner du temps, de grignoter le calendrier. Mais alors pourquoi ? La première hypothèse est crédible quand on admet qu'il y a un petit travers des élites françaises consistant à se considérer comme toujours supérieures, tant vis-à-vis de « ceux d'en bas » que face à leurs homologues étrangers. Et il n'y a aucune raison que cette attitude épargne les scientifiques réunis par la Haute autorité de santé au sein des différents comités qui étudient les dossiers. Faut-il ici se souvenir des propos tenus, des mois durant, par le professeur Didier Raoult, convaincu d'avoir raison contre tous les autres ? Et contre toutes les études, les chiffres et les essais cliniques conduits, à grands frais d'ailleurs, par nos institutions, sur les effets de l'hydroxychloroquine. Certains des médecins qui ont été appelés à « plancher » devant les membres des commissions thématiques de la HAS, en oncologie notamment, ont pourtant la dent dure face à « ces experts de papier, qui n'ont pas vu un patient depuis 10 ans sinon plus et qui nous écoutent à peine lorsque nous leur expliquons le besoin impérieux que nous avons de pouvoir traiter nos malades en fin de parcours avec ces produits incroyablement innovants mais que nos autorités continuent de rationner ». Une citation parmi beaucoup d'autres recueillies au cours de notre enquête – toutes exprimant le même ressenti. Mais ce complexe de supériorité peut-il à lui seul expliquer cette incroyable perte de temps au sein de notre technostructure dès les premières étapes du circuit du médicament ? Difficile en effet de croire que chaque scientifique de chaque comité soit atteint de ce complexe au point de balayer d'un revers de main le travail de ses homologues de l'Agence européenne, et ce, au détriment des chances du patient, en bout de chaîne. D'autant que, depuis des années, les dirigeants de la HAS ne cessent de dénoncer les effectifs insuffisants qui leur sont affectés. Alors, il faut probablement ajouter à cette tricolore tendance un autre facteur, une autre hypothèse. Car si la HAS est, en théorie tout du moins, totalement indépendante des autres instances de notre technostructure de la santé, et ne doit en aucun cas intégrer dans ses avis le moindre critère économique, la quasi-totalité de nos interlocuteurs, interrogés pour écrire ces quelques pages, sont convaincus du contraire. Certains mettent en avant les passerelles de carrière pour le moins nombreuses et fréquentes entre d'une part la Direction de la Sécurité sociale, qui baigne soir et matin dans l'impératif économique et, d'autre part, les agences sanitaires de notre pays au premier rang desquelles la Haute autorité de santé. « Ce sont les mêmes qui passent de l'une à l'autre, de la DSS à la HAS, avec parfois un détour par les cabinets des ministères. Ils ont la même formation et sont imprégnés depuis longtemps de la même logique, où l'impératif économique est dominant. » Deux exemples et non des moindres illustrent cette imprégnation réciproque des cultures : ainsi d'un énarque, l'un des piliers de la Direction de la Sécurité sociale pendant plus de 8 ans, jusqu'en 2019, qui a par la suite accédé au poste de directeur général de la Haute autorité de santé ; et il en va de même de l'ancienne cheffe du bureau des produits de santé à la DSS, nommée en mars dernier directrice de l'évaluation et de l'accès à l'innovation au sein de la HAS… Et les exemples sont nombreux dans les échelles inférieures de la hiérarchie de ces deux structures. « On peut légitimement s'interroger : comment ces cerveaux bien faits, formatés à la toute-puissance de la prédominance budgétaire, qui ont travaillé des années pour équilibrer les comptes de la Sécu, peuvent-ils en quelques semaines diriger une instance, la HAS, où, théoriquement, le facteur économique est mineur, sinon même, lorsqu'on lit les textes qui régissent la maison, strictement absent ? » Ou alors faut-il décrypter autrement l'engagement de l'HAS lorsqu'elle écrit, comme nous l'avons déjà noté, que son rôle est « de s'assurer de l'intérêt véritable de nouveaux traitements, au-delà des promesses et des effets d'annonce ». Et peut-être convient-il alors d'ajouter à cette belle et grande phrase : « Et compte tenu des impératifs économiques qui nous sont imposés. » Pour certains, dans l'industrie, mais aussi du côté des médecins, le débat est tranché depuis longtemps : « La Haute autorité de santé se comporte souvent comme l'antichambre du CEPS. » Voilà un acronyme que nous n'avions pas encore découvert et expliqué, le CEPS pour Comité économique des produits de santé, dont le rôle est essentiel puisqu'il fixe, après négociation avec les industriels, le tarif de la prise en charge des médicaments par la Sécu, lorsque ceux-ci sont en effet remboursés. On comprend, rien qu'au décryptage de cet acronyme pourquoi une instance qui ne devrait être qu'exclusivement scientifique n'a pas, en théorie, à se comporter comme « l'antichambre » d'un comité qui, pour sa part, est exclusivement économique. Un mélange des genres qui fait mauvais effet, comme nous allons le constater en reprenant notre exploration.

III

Haute autorité de santé : la méthode, toute la méthode, rien que la méthode

Une fois que nos experts ont réalisé l'analyse déjà effectuée, plusieurs mois auparavant, et sur la base des mêmes éléments, par leurs homologues européens, le candidat médicament, tout du moins s'il souhaite être finalement remboursé par la Sécurité sociale, entre alors dans l'enfer de la Commission de transparence. Structure de la HAS, cette assemblée est composée d'une petite trentaine (22 titulaires et 7 suppléants) de médecins, pharmaciens, spécialistes en épidémiologie et en méthodologie. Les professionnels de santé qui y siègent représentent, peu ou prou, toutes les disciplines de la médecine moderne, de la gynécologie à la neurologie, de l'anesthésie-réanimation à la psychiatrie. À quoi sert cette noble assemblée ? Elle est chargée d'apporter au ministre, seul décisionnaire final, des avis et conseils quant à la prise en charge par la Sécu des traitements proposés par les laboratoires. Ce qui démontre bien, même si ce constat peut-être un tantinet surprenant, que le remboursement de tel ou tel produit est une décision politique. Par le passé, cela ne s'est pas toujours fait au détriment des laboratoires, d'ailleurs ! La présence dans telle ou telle circonscription d'une usine de production pouvait en effet, si le député du cru se trouvait, cette fois-là, du bon côté de l'échiquier politique, accélérer le feu vert ministériel.

Deux notes qui décident de tout

Reste à découvrir la subtilité des données sur la base desquelles notre ministre de la Santé se voit donc conseillé par la Commission de transparence et la Haute autorité de santé. Car il y a là une petite astuce qu'il faut bien saisir. Rassurez-vous, rien de complexe. Et, à première vue tout du moins, la démarche semble même parfaitement logique. À ceci près que la science a avancé plus vite que les méthodes de la commission qui sont désormais dépassées, ce qui, au bout de la chaîne, pénalise le patient. Pour faciliter la prise de décision ministérielle, la Commission de transparence va attribuer à chaque médicament deux notes sur 5. La première qualifie le Service médical rendu (SMR), soit l'efficacité du traitement sur la pathologie visée. La fixation de cette première note dépend du dossier présenté, souvent des avis des experts extérieurs sollicités, des effets du traitement tels qu'ils apparaissent dans les résultats des essais cliniques menés, la plupart du temps, sur plusieurs milliers de patients et des effets secondaires qui ont été observés. Une note donc, dite SMR, est donnée. Comme c'est souvent le cas dans le secret de nos administrations tatillonnes et pas toujours obsédées par la logique, la note 1 qualifie le Service médical rendu le plus important, cependant que la note 5 est la plus faible. En 2022, sur 74 dossiers de médicaments candidats déposés sur le bureau de la commission, 66 ont été reconnus comme apportant en effet un service médical – parfois considéré comme faible, mais qui permettait à ces traitements d'être candidats au remboursement. Pour les huit autres, le Service médical rendu étant considéré comme insuffisant, la porte du remboursement leur a été fermée. Concentrons-nous maintenant sur ces 66 produits jugés utiles aux patients. La commission s'attache alors à décerner une seconde note, celle de l'Amélioration du service médical rendu (ASMR). Un « A » qui change tout ! Ici, il ne s'agit plus de savoir si le traitement est efficace mais de l'évaluer en le comparant aux traitements déjà existants et disponibles. Soulignons ici, une fois encore, que pour la Commission de transparence comme pour sa maison-mère, la HAS, il est exclu, en théorie du moins, de prendre en compte, à cette étape de l'évaluation comme à la précédente, le moindre facteur économique. Il ne s'agit ici que de science et de santé et non de comparer les prix éventuels de ces nouveaux traitements tels qu'ils sont pratiqués ailleurs avec le montant de l'étiquette qui figure sur les médicaments déjà en pharmacie, parfois depuis des décennies. Notons que la question que se pose alors la Commission est théoriquement légitime. Pourquoi ouvrir les portes de notre Sécu à un traitement qui ne présenterait aucun bénéfice pour les patients par rapport aux médicaments déjà existants ? Reste que c'est bien cette appréciation-là, cette note de l'ASMR, qui sera déterminante au moment d'aborder la question fondamentale du prix auquel le traitement concerné sera remboursé. Et les évaluateurs, aussi scientifiquement irréprochables soient-ils, le savent parfaitement. La note qu'ils vont attribuer permettra, ou non, aux négociateurs de l'État d'imposer aux laboratoires des prix plus ou moins importants, notamment au regard de ce qui existe déjà sur le marché. Imaginons qu'un candidat médicament ne décroche, à cette étape, qu'une ASMR mineure ou nulle, soit une note de 5, on aura beau jeu, à l'étape suivante, d'exiger que le médicament en question ne soit pas plus cher, sinon même qu'il le soit moins, que les traitements déjà sur le marché et par rapport auquel son « plus produit » aura été évalué. Si ces traitements sont des génériques, la messe est dite ! Le « petit nouveau » ne verra jamais les rayons des pharmacies, tant les prix de ces copies légales sont déjà très faibles. Mais, situation nettement plus fréquente, si cette même note « médiocre » est attribuée à un médicament qui a été comparé, au moment de son évaluation à des produits que l'on dit « matures », c'est-à-dire utilisés par les médecins depuis de longues années, le problème se posera quasiment dans les mêmes termes. En effet, le prix des médicaments en France est parmi les plus faibles d'Europe. Un laboratoire qui sort de plusieurs années de recherche et développement (avec les investissements qui vont avec) aura un peu de mal à accepter que son petit dernier soit vendu au même prix et même moins cher, qu'un comprimé commercialisé depuis 10 ans, sinon plus, et qui a probablement déjà vu son propre prix subir quelques baisses imposées par l'État. Un peu comme si la dernière Clio V devait être proposée au prix d'une Opel Corsa sortie des usines en 1998.

Des notes sévères même pour des innovations reconnues

Ce qui interroge, c'est justement le fait que les notes attribuées par la commission semblent, au moins aux yeux de certains, ne pas être totalement ignorantes des impératifs économiques. Et après tout, on pourrait parfaitement imaginer que, conscients des conséquences de leurs notations, les experts interrogés aient parfois un peu de mal à se limiter à une stricte analyse scientifique. Ce que semble d'ailleurs attester – il est vrai sans autre validation que le recul et l'expérience du simple observateur un tantinet averti que je suis – le bilan de notre Commission de transparence analysé au prisme de mes lectures quotidiennes. Chaque jour, pour faire mon métier de journaliste correctement, j'épluche la presse spécialisée dans l'univers du médicament, presse pour l'essentiel américaine. Ce corpus comprend de nombreuses *newsletters* et les grands quotidiens qui, tous, consacrent de nombreuses pages, beaucoup plus que notre presse hexagonale du moins, au travail de l'industrie du médicament : le *New York Times*, le *Financial Times*, le *Wall Street Journal* mais aussi, et surtout, le *Boston Globe*. En effet, cette ville de la côte est des États-Unis s'est imposée depuis une dizaine d'années comme la capitale mondiale du médicament. Les équipes de recherche et les sites des laboratoires y sont omniprésents. Il existe même dans cette ville un parcours de jogging conseillé aux acteurs du médicament afin de favoriser les échanges et, parfois même, les recrutements. Résultat : le quotidien local s'est fait une spécialité de l'actualité pharmaceutique, pistant les nouveaux traitements encore au stade de « débutants » comme ceux en passe d'être commercialisés. Ainsi, sans être moi-même un scientifique, mais à la lecture des sources disponibles, je peux vous le garantir : la puissance d'innovation potentielle des acteurs de ce secteur est phénoménale. Certes, il y a aussi des déceptions, des échecs, des « réussites relatives ». Mais si l'on regarde avec un recul d'une dizaine d'années l'histoire des pathologies, des plus courantes aux plus rares, et de leur prise en charge, on retrouve une bonne dose d'optimisme. Chaque année, la Food and Drug Administration qui, outre-Atlantique, est le gendarme du médicament, autorise des dizaines de nouveaux traitements dont plusieurs sont qualifiés d'« innovations de rupture », c'est-à-dire qu'ils sont potentiellement capables de changer en profondeur la prise en charge de telle ou telle maladie et donc, parce que cela reste l'essentiel, de sauver des vies. Or, un petit coup d'œil aux derniers bilans annuels de notre Commission de transparence nous donne parfois le sentiment d'avoir rêvé toute l'année, en nous extasiant sur tous ces progrès que nous avions cru deviner dans la presse et dans les commentaires de la FDA. Ainsi, en 2022, comme nous l'avons déjà dit, 66 traitements avaient obtenu un SMR suffisant pour espérer être remboursés par la Sécurité sociale. Ces 66 dossiers ont donc fait l'objet d'une seconde évaluation afin, cette fois, de déterminer leur ASMR. Vous me suivez ? Mais dans le bulletin de notes publié par nos experts français, les élèves tout juste moyens sinon médiocres semblent en réalité constituer la majorité de la classe ! En effet, pour 32 de ces produits, le niveau d'ASMR est tout simplement inexistant. Et pour 18 autres l'Amélioration constatée est mineure. Pour 50 des 66 traitements candidats, un peu plus des trois quarts de la classe, c'est une claque monumentale. Cette année-là, un seul des dossiers présentés s'est vu reconnaître une ASMR importante, les 16 autres restants devant se contenter d'une appréciation modérée. La désillusion est totale. À moins que le professeur attribuant ces notes aux élèves médicaments ait une appréciation globale particulièrement sévère. Après tout, me direz-vous, voilà qui est plutôt rassurant quand il s'agit de notre santé ! On devrait se féliciter de ne pas retrouver dans nos pharmacies des médicaments tout juste aussi efficaces que ceux qui y sont déjà et dont on maîtrise depuis plusieurs années l'utilisation. C'est vrai, vous avez parfaitement raison. À condition que cette « sévérité » soit strictement scientifique et qu'elle n'ait pas eu pour conséquence de barrer la route à des traitements qui étaient pourtant de véritables innovations. Un exemple ? Immédiatement, avec une pathologie qui touche tout de même 3 millions de personnes dans notre pays, le diabète de type 2.

Une révolution dans la prise en charge du diabète

Il y a deux diabètes ! Le type 1 est provoqué par un défaut du pancréas qui ne produit pas suffisamment d'insuline, une hormone permettant à notre organisme de répondre à une augmentation du taux de sucre dans le sang. Il apparaît généralement dès l'enfance ou l'adolescence et nécessite un traitement au long cours et une surveillance permanente. Le type 2 apparaît pour sa part, dans l'immense majorité des cas, après l'âge de 20 ans. C'est un dysfonctionnement qui s'installe progressivement. Dans un premier temps, notamment pour les personnes en surpoids, l'organisme développe une forme de résistance à l'insuline. Face à ce phénomène, appelé l'insulinorésistance, le pancréas augmente sa production d'insuline mais finit, au bout de 10 ou 20 ans, par se « fatiguer ». Cette « surproduction » devient alors insuffisante. Le diabète de type 2 s'installe progressivement comme une maladie dite « chronique » et nécessite un traitement au long cours mais aussi une adaptation du régime alimentaire et du mode de vie. Aujourd'hui, en France, et selon les sources, entre 3,5 et 4 millions de personnes sont diabétiques et prises en charge. 90 % d'entre elles sont des diabétiques de type 2. Pour ces derniers, il existe plusieurs types de traitements, la prise en charge « de base » étant la metformine, un « vieux » médicament, accessible au prix moyen de 3 à 6 euros par mois selon la dose. Un tarif imbattable ! Souvent efficace, validé depuis des lustres par les agences sanitaires, ce traitement est généralement imposé aux patients, tout du moins dans un premier temps (on parle de « traitement de première ligne ») avant de passer à l'étape suivante si la metformine ne suffit pas. Reste que le risque que fait peser ce diabète de type 2, même lorsqu'il est pris en charge, est important. De nombreux patients sont victimes d'accidents cardio-vasculaires, d'AVC ou d'insuffisance rénale. Compte tenu du marché mondial que représente cette pathologie, de très nombreux laboratoires se sont lancés dans la recherche de nouveaux traitements.

En 2012, plusieurs études sont publiées, études qui font alors grand bruit dans la communauté scientifique, et qui portent sur une nouvelle génération de traitements : les inhibiteurs de SGLT2. Passons sur le mécanisme de ces molécules que plusieurs industriels, parmi les plus importants de la planète pharma, testent depuis de longues années. Les informations qui sont alors communiquées sur les résultats des essais cliniques attisent sérieusement la curiosité des spécialistes. Et pour cause : on découvrira que ces produits permettent d'abaisser notablement – jusqu'à 40 % –, le risque, pour les patients, de faire un accident cardiovasculaire (infarctus, notamment). Une petite révolution dans cet univers thérapeutique puisque les complications du cœur et des artères sont deux à trois fois plus fréquentes chez les personnes diabétiques que dans le reste de la population. Les laboratoires poursuivent leurs études et, en à peine plus d'un an, de 2013 à 2014, trois traitements de cette même famille sont autorisés à la prescription par la Food and Drug Administration américaine.

Des procédures sont également initiées auprès de l'Agence européenne du médicament, avec succès. Très vite, ces trois traitements vont « cartonner » auprès des médecins au fur et à mesure que les données viennent confirmer les effets de ces traitements sur les patients. À tel point d'ailleurs que, fait rarissime, les inhibiteurs de SGLT2 – qui sont donc des antidiabétiques – sont désormais prescrits, avec l'autorisation des agences sanitaires, aux personnes qui présentent un risque d'accident cardiovasculaire, même lorsque ces patients ne sont pas et n'ont jamais été diabétiques. Mieux encore : depuis quelques mois, deux de ces trois médicaments sont aussi recommandés chez les non-diabétiques dans la prise en charge de la maladie rénale chronique, qui touche quelque 47 millions de personnes en Europe et qui est un autre effet constaté chez les patients traités. Ainsi dès 2016, aux États-Unis notamment, toutes les sociétés savantes communiquent sur les effets protecteurs de cette famille de produits, notamment sur la fréquence des accidents cardiovasculaires. Et pourtant, la France va rester totalement hermétique à ces traitements. Il plane d'ailleurs sur ce sujet une sorte d'omerta, une chape de plomb, une obligation de silence, tant du côté des autorités que des industriels, lesquels refusent de s'exprimer, même en leur garantissant la discrétion et l'anonymat. Car, en effet, il y a un mystère autour de la situation de ces trois produits en France, produits désormais disponibles mais qui furent longtemps inaccessibles aux diabétiques français. Pendant une demi-décennie, les dossiers de ces traitements se sont enlisés dans le marais de la Haute autorité de santé.

Aucune amélioration par rapport aux traitements existants ?

Présenté pour la première fois en avril 2014 devant les experts de la Commission de transparence, le plus avancé de ces traitements décroche une ASMR de niveau 5 : ce qui signifie, en d'autres termes, que le produit n'offre aucun bénéfice par rapport aux médicaments alors disponibles. Une décision qui consterne les spécialistes de la pathologie, et qui est pourtant confirmée par la même instance en octobre 2015 : « Pas d'avantage clinique démontré dans la prise en charge des patients atteints de diabète de type 2. » Un ASMR 5, circulez ! Et ensuite ? Ensuite, plus rien : la Commission de transparence « oubliera » le dossier et les laboratoires renonceront à en présenter un nouveau. Ils savent en effet que la position de nos autorités n'a pas changé et que si leurs traitements sont commercialisés, on leur imposera un prix comparable à celui du médicament de référence, soit entre 4 et 6 euros par mois, alors que partout en Europe, les anti-SGLT-2 sont affichés à près de 40 euros par mois. Cinq ans d'immobilisme et d'inaction jusqu'au mois de novembre 2020, date à laquelle la Commission de transparence accorde enfin un ASMR 4 à l'un de ces médicaments. Pourquoi ? « Probablement parce que les pressions des communautés de spécialistes et des associations de patients étaient devenues trop fortes pour continuer de fermer les yeux », avance un expert du secteur. Il est vrai qu'au fil des années, tous les pays européens avaient ouvert les portes de leurs pharmacies à cette nouvelle gamme de traitements, pour une pathologie aussi répandue. À tel point, et c'est une des sociétés savantes de spécialistes du diabète en France qui le révélera lorsque début 2021, le premier de ces anti-SGLT-2, le Forxiga, est enfin accessible dans notre pays : Il n'existait plus alors que trois pays au monde où aucun des trois traitements n'était disponible : la Corée du Nord, l'Albanie et la France.

Peut-être faut-il se demander si les 38 euros qu'il convient de payer, remboursés à 65 %, pour un mois de traitement alors que le médicament de base, nous l'avons dit, s'affiche à moins de 6 euros, expliquent cette situation inconcevable dans un pays qui se dit si attaché à la solidarité. Pourtant, souvenez-vous, la Commission de transparence doit être guidée dans ses décisions par des arguments strictement scientifiques. Il y a là un mystère que le silence des autorités et des laboratoires ne nous a pas permis d'éclaircir. Mais c'est un autre chiffre qu'il faudrait peut-être calculer. En effet, durant ces quelques années, combien de diabétiques ont été victimes d'un accident cardiovasculaire qui aurait pu être évité grâce à ces nouveaux traitements ? Et combien en sont morts alors qu'ils auraient pu être sauvés par les effets protecteurs de ces médicaments trop longtemps confinés en salle d'attente alors que leurs effets avaient été démontrés, dès ces années-là, par des dizaines d'essais cliniques et par des données incontestables ? Des effets que la Commission de transparence s'est d'ailleurs empressée de reconnaître dans les mois qui ont suivi la première porte enfin ouverte vers le marché français. Tout cela pourquoi ? Pour éviter de devoir traiter des dizaines de milliers de personnes à 38 euros par mois alors qu'elles l'étaient jusqu'alors pour 6 fois moins ? Mais si tel est le cas, peut-être faudrait-il aussi calculer combien aura coûté à notre système de santé la prise en charge de ces milliers de patients victimes d'un infarctus, par exemple, en service d'urgence puis à l'hôpital, patients auxquels il a fallu ensuite prescrire des médicaments bien plus chers pour éviter les rechutes. Une fois de plus, la calculatrice et la méthodologie des gestionnaires de notre système de santé semblent aussi défaillantes que dangereuses pour les patients.

Un acharnement méthodologique

Comment expliquer ce décalage entre l'avis du monde pharmaceutique, de nombreux médecins et des patients quant à la sortie de ces médicaments et, au contraire, la sévérité des notes attribuées par nos experts français ? Comment justifier que tant de médicaments présentés comme des innovations réelles par leurs laboratoires, ce qui est assez logique, mais aussi, on l'a vu, par une large partie de la communauté scientifique, se voient attribuer des ASMR nuls ou insuffisants par la Commission de transparence ? Il y a ici une question de méthodologie. Ou plutôt d'acharnement méthodologique qui, aujourd'hui, alors que la science et les traitements progressent chaque jour, pose question et surtout problème. Car, au moment d'attribuer cette fameuse note censée évaluer le bénéfice apporté par les médicaments candidats, nos experts nationaux veulent pouvoir s'appuyer sur des outils ou des raisonnements qui sont régulièrement impossibles à appliquer aux médicaments innovants. Le problème est finalement assez simple, et c'est bien ce qui rend la situation ubuesque. Pour la Commission de transparence, la religion absolue se nomme « essais randomisés », ou plus simplement « essais comparatifs ». La commission dit en substance : « Cher laboratoire, vous souhaitez lancer votre produit en nous affirmant qu'il est très performant. Démontrez-nous qu'il l'est et qu'il surpasse, sans doute possible, les produits existants pour les mêmes patients. » Une phrase qui, si vous y ajoutez les formules de politesse courantes, résume la quasi-totalité des injonctions faites par notre commission aux industriels. Après tout, quoi de plus logique ! Des produits qui seront avalés par les patients ou administrés par perfusion et qui, de surcroît, seront pris en charge par la collectivité... C'est le moins que l'on puisse donc exiger du laboratoire en question. Certes, mais de plus en plus souvent, ces données comparatives sont impossibles à produire tant sur le plan technique qu'éthique. Impossibilité que l'on constate dans plusieurs cas. L'exemple le plus évident : un traitement destiné à une maladie qui, jusqu'alors, était sans solution thérapeutique. Comment faire pour comparer ce médicament, dont la découverte est tout de même une excellente nouvelle, à quelque chose qui n'existe pas ? Évidemment, pensez-vous, dans un cas comme celui-là, nos administrations s'empressent d'oublier ce critère de comparaison qui n'a plus de raison d'être… Eh non ! Plutôt que de sortir ces traitements du système habituel pour les évaluer autrement, la fameuse Commission de transparence, soucieuse de respecter, quoi qu'il arrive, les règles méthodologiques qui sont les siennes, choisit tout simplement et presque toujours d'attribuer à ces véritables innovations la plus mauvaise note. Surréaliste et pourtant vrai ! Ainsi, des patients dont les cancers présentent des mutations génétiques très spécifiques ont longtemps été dans une impasse thérapeutique. Aucun traitement n'était indiqué. Mais l'immunothérapie qui, depuis une dizaine d'années, a révolutionné la cancérologie, a permis d'atteindre certains de ces cancers jusqu'alors sans solution, sans issue. Au total, des dossiers ont été déposés pour sept de ces indications très précises. Mais à quoi nos experts de la Commission de transparence allaient-ils pouvoir comparer les données fournies par les laboratoires ? À rien. Un coup de tampon « refusé » fut donc apposé sur ces dossiers.

Autre cas de figure : l'impossibilité éthique pour les médecins de se lancer dans de telles études. Nous allons voir que, dans un univers aussi sensible que la cancérologie, mais également pour des pathologies comme la migraine, par exemple, répondre aux exigences de méthodologies imposées par nos autorités revient à priver de chances de survie de nombreux patients ou à leur imposer des souffrances lorsqu'on sait pourtant que leurs douleurs pourraient être soulagées aisément. Simplement parce que la Commission de transparence exige des essais comparatifs.

La réponse du gouvernement : la dérogation

Confrontées à ce retard chronique, voire à l'absence pure et simple du traitement concerné, la France et sa technostructure figurent parmi les derniers élèves de la classe européenne quant à l'accès aux médicaments les plus récents. Face à cette situation, les pouvoirs publics ont recours à ce qu'ils présentent eux-mêmes comme la réponse la plus efficace, la plus intelligente, la plus novatrice : la dérogation. Constatant, et comment pourraient-ils ne pas le voir, ce retard dans l'accès aux soins les plus performants, nos dirigeants ont inventé un « truc » leur permettant parfois d'améliorer la situation, en gagnant 5 mois en moyenne mais sans toucher pour autant à leur méthodologie et à leur dogme. L'ATU pour Autorisation temporaire d'utilisation, depuis devenue l'AAP pour Autorisation d'accès précoce permet en effet, sur la base de données préliminaires, de permettre à certains médecins, et pour certains patients, de prescrire des traitements qui n'ont pas encore décroché, en suivant la procédure normale, leurs autorisations de mise sur le marché. Appliquée aux traitements « présumés innovants » et généralement pour des pathologies sévères, c'est-à-dire pour la plupart potentiellement mortelles, cette procédure est bien une dérogation, sous conditions strictes. Strictes au point que, lorsqu'un produit en bénéficie, il est loin d'être administré à tous les patients qui pourraient potentiellement en profiter. Ainsi, en France, en 2022, 50 000 personnes ont pu bénéficier d'un traitement en accès précoce. Mais combien auraient pu se voir prescrire ces mêmes traitements s'ils n'avaient pas dû se contenter d'une procédure dérogatoire mais avaient pu bénéficier d'une administration pleine et entière, comme chez nos voisins européens ? La seule réponse qu'osent les laboratoires, souvent désireux de ne pas être trop précis pour ne pas se fâcher avec la Haute autorité de santé : « Beaucoup plus, vraiment beaucoup plus ! » Pour certains spécialistes, concernant quelques-uns des produits qui bénéficient en effet de cet accès précoce, les chiffres avancés sont loin d'être anecdotiques. Plusieurs praticiens n'hésitent pas à estimer qu'on se contente alors de traiter un patient sur trois ou quatre. Notre pays et les acteurs du secteur sont tellement imprégnés de cette culture du retard considéré comme incompressible, inscrit dans les gènes de notre système, conséquence inévitable des procédures d'évaluation « *made in France* », que même les laboratoires finissent par se contenter de cet accès précoce et par lui reconnaître bien des avantages. « Et pour cause ! » nous affirment parfois les anti-labos en soulignant que l'industriel trouve un énorme avantage dans le cadre de cette procédure dérogatoire : celui de fixer lui-même son prix, sans aucune négociation préalable. C'est vrai. À un détail près tout de même, détail que les accusateurs oublient toujours de préciser : imaginons qu'un laboratoire propose son traitement en accès précoce à 10 000 euros par an. Il pourra appliquer ce prix décidé unilatéralement jusqu'à ce que la procédure normale aboutisse finalement.

Une procédure à l'issue de laquelle il devra négocier son prix définitif. Imaginons que le laboratoire et le Comité économique des produits de santé (CEPS) s'entendent sur 7 500 euros par an. Alors le comptable de ce laboratoire devra immédiatement faire un chèque à l'État pour rembourser la différence, le « trop-perçu » en quelque sorte, qu'il a encaissé lorsque son traitement était en accès précoce. Si 500 patients ont été traités pendant un an avant que le prix définitif soit arrêté, le laboratoire devra donc rembourser 500 × 2 500 euros à l'État. « Pour nous, c'est juste un flux de trésorerie qui n'a aucun intérêt et sur lequel, vous l'avez compris, nous ne réalisons aucun bénéfice », nous précise un patron de filiale.

La culture du retard

Notre pays semble si profondément ancré dans des procédures si peu adaptées aux innovations d'aujourd'hui qu'industriels et pouvoirs publics en arrivent à considérer que l'accès précoce est, à tout prendre, un bon système. Lorsque vous évoquez ce fameux délai de 507 jours avec des responsables de la Haute autorité, la réponse fuse : « Ce délai est un argument marketing imaginé par le lobby des labos pour revendiquer et se plaindre. En réalité, et en tenant compte des traitements en accès précoce, nous sommes sous la barre des 400 jours. » Même si considérait ce raisonnement comme valable, on serait encore très loin des 180 jours, souvenez-vous, imposés par l'Europe. Une telle justification oublie simplement de rappeler qu'un tel système prive des dizaines de milliers de patients d'un traitement efficace. Ce n'est qu'au terme d'une longue discussion et au prix de calculs pourtant simples, qu'on parvient à faire admettre aux interlocuteurs en question que l'accès précoce n'est qu'un pis-aller, qu'une solution de secours. Ils finissent généralement par reconnaître qu'un autre système serait préférable. Cela ne doit pas être totalement impossible à réaliser puisqu'aucun de nos voisins européens n'a été contraint de compenser son retard en inventant une telle procédure dérogatoire. Il faut aussi instruire à décharge. Reconnaissons que parfois – rarement, en fait –, l'accès précoce, lorsqu'il est immédiatement sollicité par le laboratoire et que le dossier est incontestablement favorable, permet aux patients français d'être traités avant les autres. Ce fut le cas pour le Yescarta, un traitement anticancéreux indiqué dans certains cas de cancers du sang, connus sous le nom de lymphome diffus à grandes cellules B. Dans ce cas, le laboratoire Gilead, celui qui avait mis sur le marché, à grand bruit, le Sovaldi contre l'hépatite C, avait immédiatement saisi l'opportunité d'un accès précoce validé par la HAS. Pendant ce temps, dans les autres pays européens, la procédure normale suivait son cours. La preuve que la dérogation est quelquefois salutaire. Mais il existe, sur notre continent, d'autres pays où cette mise à disposition rapide est la règle plutôt que l'exception.

Le système allemand, pourquoi pas ?

L'Allemagne dispose d'un système de couverture des dépenses de santé où les Länder – les régions, outre-Rhin – ont un important pouvoir de décision. Pourtant, certaines règles s'imposent dans tout le pays. Et notamment celle de l'accession directe au marché pour les produits ayant obtenu le feu vert de l'Agence européenne. Ce qui ne semble pas avoir eu pour conséquence une inflation des dépenses de santé ou des prix franchement supérieurs à ceux que nous connaissons en France. Rapportées au Produit intérieur brut, ces dépenses sont à peu près du même ordre : 11,3 % en France, contre 11,25 % en Allemagne.

Pourtant, les patients outre-Rhin ont un accès quasi immédiat aux innovations pharmaceutiques. La législation permet en effet aux laboratoires de commercialiser immédiatement leurs traitements, alors pris en charge par la collectivité. Des traitements dont le prix est fixé unilatéralement par le laboratoire. Cette liberté des prix s'applique pendant 6 mois, les pouvoirs publics et les industriels ayant l'obligation de trouver un accord avant que ce premier temps de la commercialisation touche à son terme. Il y a 18 mois, pour tenter de calmer la colère des laboratoires et de leurs sièges sociaux tentés, on peut les comprendre, d'aller investir leurs milliards, sous forme de sites de recherche et d'usines, dans des pays où leurs innovations sont mieux considérées, le gouvernement français a fait mine d'entendre une partie des arguments du monde pharmaceutique. Les pouvoirs publics ont alors clairement envisagé de modifier les règles pour instaurer dans notre pays, et au moins pour quelques traitements « tests », les avantages d'un système à l'allemande. Les patrons de filiales installées sur le territoire ont cru un instant qu'ils allaient obtenir satisfaction et qu'ils n'allaient plus être regardés bizarrement lorsqu'ils tentaient de convaincre leur maison-mère d'installer un nouveau site de production en France. Las ! Rien ou presque n'a été fait depuis, et nos célèbres experts convaincus d'être les meilleurs du monde ont tenu bon. Résultat : la France reste la France et l'Allemagne reste l'Allemagne. Avec, entre les deux, plus de 320 jours de différence pour accéder à une innovation.

IV

La cancérologie, le domaine de toutes les innovations, mais pas pour tout le monde

S'il est un domaine thérapeutique pour lequel les progrès enregistrés depuis 50 ans par la médecine sont particulièrement impressionnants, c'est bien la cancérologie. Les chiffres sont éloquents : sur 100 patients dont on a découvert le cancer en 2015, 64 étaient encore en vie cinq ans plus tard. Ce pourcentage n'était que de 55 % pour les cancers découverts en 1993 et de 25 % pour ceux qui avaient été mis en évidence dans les années 1940. Mais de telles statistiques masquent les très fortes disparités observées, aujourd'hui encore, en fonction du type et de la localisation des cancers. Ainsi, pour les cancers de la prostate ou de la thyroïde, le taux de survie à 5 ans est supérieur à 80 %. Pour le premier, ne dit-on pas souvent, compte tenu de l'âge auquel il survient le plus souvent, que l'on a plus de risques de mourir avec un cancer de la prostate que du cancer de la prostate ? Pour les cancers du côlon ou de l'utérus, le taux est généralement compris entre 60 et 70 %. À l'inverse, il est souvent inférieur à 30 % pour des cancers tels que ceux du poumon, du foie ou du système nerveux central. Malgré les avancées incontestables de ces dernières décennies, il reste donc encore beaucoup à faire et à découvrir. Les laboratoires pharmaceutiques l'ont compris et la mobilisation des équipes de recherche est sans précédent. Il est vrai que le « marché » correspondant est colossal et pourrait se compter dans les années à venir en dizaines sinon même en centaines de milliards d'euros annuels. La recherche publique, celle dont les équipes travaillent au sein des universités, à l'Inserm, au CNRS ou dans quelques grandes associations comme la Fondation pour la recherche médicale ou l'ARC, avance, elle aussi. Mais les moyens déployés par les groupes privés, en cancérologie comme dans d'autres domaines, sont sans commune mesure avec les budgets alloués à la recherche publique ou aux sommes que peut mobiliser le monde associatif. On ne peut que se féliciter de la générosité des Français lorsque chaque année, à l'issue du Téléthon, le compteur affiche des dons qui approchent des 100 millions d'euros. Il faut cependant relativiser l'importance de ce montant quand on sait que les sommes investies par un laboratoire pharmaceutique pour la mise au point d'un seul médicament innovant sont comprises entre 1,5 et 2 milliards d'euros – soit entre 15 et 20 années de Téléthon. Régulièrement, les équipes de recherche du secteur public et les structures à but non lucratif prennent toute leur part dans la découverte de nouvelles pistes et même dans la mise au point de traitements, et ce malgré ces budgets de fonctionnement plus modestes que dans le secteur privé. Mais il faut ensuite valider cette découverte par la conduite d'essais cliniques qui doivent, sauf exception comme dans le cas des maladies rares, concerner des centaines et même des milliers de participants. Faisant souvent intervenir des sociétés spécialisées et mobilisant, contre rémunération, des services hospitaliers parmi les plus compétents, et de préférence aux quatre coins du monde, ces essais cliniques représentent des investissements tels qu'aucun acteur de la recherche publique ne pourrait en assumer les coûts. D'où l'intervention des laboratoires pharmaceutiques et, quand tout va bien, une collaboration efficace entre secteurs public et privé. C'est la raison pour laquelle, lorsque votre journal préféré vous annonce avec enthousiasme qu'une nouvelle piste pour le traitement des cancers du poumon ou de certaines leucémies a été évoquée au cours d'un grand congrès international, l'éventuelle utilisation de ce produit ou de cette combinaison de produits (ce qui est de plus en plus souvent le cas) nécessitera probablement encore bien des années et l'injection de centaines de millions d'euros. Plus la recherche avance, plus cet investissement est lourd : l'exploration de pistes nouvelles étant soumise à des risques d'échec autrement plus élevés que pour des domaines déjà explorés.

La révolution de l'immunothérapie et des CAR-T

Depuis une quinzaine d'années, le traitement du cancer vit une véritable révolution dont tout le monde ou presque a déjà entendu parler au moins une fois tant les médias grand public ont, avec raison, relayé les résultats les plus impressionnants de cette nouvelle génération de traitements : l'immunothérapie. Le principe, si l'on s'en tient aux grandes lignes, est assez simple : au lieu d'attaquer les cellules cancéreuses depuis l'extérieur, notamment par des rayons ou des chimiothérapies, ou même les deux, avec les effets secondaires souvent inévitables que l'on sait, on cherche à stimuler les défenses du patient qui peuvent alors cibler et attaquer la maladie. Certes, l'explication est rapide, mais le principe est là. Si les premières recherches en matière d'immunothérapie remontent aux années 1970, les traitements pionniers dans l'univers du cancer ont été validés, par la mise sur le marché du premier médicament du genre, aux États-Unis, en 2014. Depuis cette date, l'immunothérapie a convaincu l'ensemble du corps médical. Ainsi, les deux produits phares de cette catégorie thérapeutique, le Keytruda du laboratoire MSD et l'Opdivo de BMS ont totalisé un chiffre d'affaires global combiné de près de 30 milliards de dollars sur l'année 2022. Indécent, diront certains. Et d'ailleurs, pourquoi évoquer ici le chiffre d'affaires de ces deux médicaments ? Tout simplement parce que, n'en déplaisent à quelques donneurs de leçons qui font semblant de croire que la santé n'est pas aussi un marché, il en va des médicaments comme des voitures ou des téléviseurs : s'ils se vendent ainsi, si leur chiffre d'affaires progresse d'année en année, si de plus en plus de consommateurs (ici les médecins qui choisissent les traitements) leur font confiance, c'est d'abord et avant tout parce que ça marche. Ce qui, dans le cas de l'immunothérapie, signifie que ces produits sauvent des vies ou des années de vie. Mais cette nouvelle famille de médicaments pose un problème aux agences sanitaires. Et même plusieurs problèmes, en réalité. D'abord parce qu'ils sont souvent des « médicaments à tiroirs » ou des « couteaux suisses ». Ce qui signifie qu'après la première indication pour laquelle on démontre l'efficacité du traitement, d'autres vont venir s'ajouter, au fil des essais cliniques. De telle sorte qu'un même traitement, seul ou associé à d'autres modes de prise en charge, peut se révéler efficace sur une dizaine de types de cancers différents. Par ailleurs, puisqu'ils sont en effet très efficaces, ils permettent de prendre en charge certains patients que l'on considérait, jusqu'alors, en « fin de parcours », avec tout au plus quelques mois d'espérance de vie. Le système français d'évaluation, dont on a vu qu'il était souvent arc-bouté sur le principe des études comparatives, a parfois du mal à prendre en considération cette nouvelle famille de produits. Mais, soyons honnêtes : sur ces immunothérapies, le retard français est moins flagrant, même si un nombre non négligeable de ces traitements sont accessibles en accès précoce. Pourtant, un exemple précis scandalise aujourd'hui la communauté française des cancérologues, le dogmatisme de nos « experts nationaux » ayant contraint l'un des plus grands laboratoires pharmaceutiques au monde à renoncer à la commercialisation d'un de ses médicaments les plus efficaces. Avec, c'est inévitable, des conséquences terribles pour des centaines de patients qui vont devoir renoncer à un espoir de survie.

Les CAR-T, une innovation majeure délivrée au compte-gouttes

Forme d'immunothérapie personnalisée, les CAR-T cells constituent, de l'avis de la plupart des cancérologues, un espoir immense pour la médecine moderne face à certains cancers. Le concept est en effet révolutionnaire puisqu'il s'agit d'utiliser, comme pour toute immunothérapie, le propre système immunitaire du patient pour détruire les cellules cancéreuses, mais non sans avoir dopé ce système par une mutation génétique. La prise en charge s'effectue en trois étapes. Dans un premier temps, on prélève chez la personne atteinte des lymphocytes T, une des catégories de nos globules blancs, qui sont une des armes majeures de notre arsenal pour lutter contre les cellules ou tissus étrangers et notamment contre les cellules cancéreuses. Ce prélèvement est ensuite transmis vers l'un des sites de haute technologie exclusivement dédiés à cette opération où ces lymphocytes seront génétiquement modifiés afin qu'ils puissent reconnaître spécifiquement les cellules cancéreuses pour se fixer sur elles avant de les attaquer et de les détruire, grâce à la surpuissance que leur aura conférée la modification génétique. Il faut ensuite rapatrier les poches de globules blancs ainsi dopés pour les transfuser au patient. Au total, ce circuit dure 45 jours, compte tenu du fait qu'aucun centre de traitement n'existe encore en France et qu'il faut envoyer les poches au mieux ailleurs en Europe, au pire de l'autre côté de l'Atlantique. On aura compris qu'il s'agit bien d'un traitement personnalisé, du sur-mesure particulièrement pointu et précis. Et sur certains cancers, les résultats obtenus sont spectaculaires. Notamment pour les patients sur lesquels les soins traditionnels n'ont pas produit d'effets suffisants et auxquels, souvent, il ne reste plus beaucoup d'espoir ni de mois à vivre. C'est notamment le cas pour de nombreux malades atteints de myélome multiple, une forme de cancer du sang incurable, qui touche 5 500 personnes en France, et contre lequel des traitements existent, traitements que les médecins associent régulièrement afin de prolonger l'espérance de vie. Lorsqu'un patient a été traité par les trois combinaisons de traitements et qu'à chaque fois il a finalement rechuté ou s'est montré réfractaire à l'une de ces combinaisons, ce qui arrive à peu près 6 années après le diagnostic, il bénéficie en moyenne d'une espérance de vie sans nouvelle progression de la maladie de 140 jours. 140 jours avant de devoir affronter un cancer qui va regagner du terrain et, en fin de compte, se révéler fatal.

Mais en mars 2022, la FDA américaine confirme l'espoir qui semblait se dessiner depuis quelques mois en autorisant l'administration d'un nouveau traitement, un de ces fameux CAR-T, le Carvykti, produit mis au point par le laboratoire Janssen. Les chiffres qui sont alors communiqués impressionnent la communauté des oncologues français. Et pour cause : 28 mois, soit deux ans et 4 mois après que le traitement a été perfusé à ces malades sur lesquels les combinaisons de médicaments existantes n'avaient plus d'effet, moins de la moitié des patients concernés avaient vu leur myélome progresser de nouveau. Un résultat particulièrement spectaculaire, « les plus beaux résultats jamais obtenus pour cette pathologie », nous précisait le Dr Marion Alcantara qui, à l'Institut Curie, est une des spécialistes françaises reconnues de cette pathologie. À la fin de cette même année 2022, notre Commission de transparence nationale étudie le dossier qui lui est présenté. Et les experts de cette noble assemblée n'ont pas trouvé dans le dossier ces fameux essais comparatifs entre le Carvykti et les traitements utilisés jusqu'alors. Et pour cause : si le scientifique en charge de ces essais respectait les règles imposées par la méthodologie exigée par nos autorités, il faudrait volontairement donner à 50 % des patients participant des traitements qui ont déjà échoué chez eux. Soit une condamnation à brève échéance. Pour autant, la Commission de transparence, droite dans ses cuissardes, confirme le 23 novembre 2022 ce que nombre d'oncologues craignaient : elle attribue à ce traitement un ASMR 5. En d'autres termes, le Carvykti n'apporte aucun bénéfice par rapport au traitement existant. Une position surréaliste compte tenu des effets constatés aux quatre coins du monde pour ce produit. L'aberration de cette méthodologie aveugle et, osons le terme, la cruauté du système, sont telles que le Dr Marion Alcantara établit une comparaison qui nous replonge au milieu du siècle dernier lorsque le pathologiste américain Sidney Farber met au point ce que l'on considère aujourd'hui comme la première chimiothérapie, le méthotrexate, que les médecins appellent aujourd'hui « le métho », et qui bouleverse le traitement de la leucémie lymphoblastique aiguë chez l'enfant. Une pathologie pour laquelle il n'y avait alors aucune chance de survie. « Imaginez qu'alors on ait osé dire à certains parents : par respect de notre méthodologie, votre enfant va devoir participer à un essai clinique au cours duquel il a une chance sur deux seulement d'avoir le bon médicament, et donc, un risque sur deux de mourir. On en est là aujourd'hui ! La méthodologie française, sur laquelle sont figées les instances en charge de valider l'accès aux traitements les plus efficaces n'est tout simplement pas adaptée à l'innovation moderne ! » Compte tenu de quelques autres subtilités de la législation française, le Carvykti restait tout de même accessible aux patients. À condition d'être proposé au même prix que les produits déjà présents dans l'arsenal thérapeutique ! Or, les CAR-T ne sont pas vraiment des médicaments comme les autres. Ils nécessitent un processus de fabrication très spécifique et coûteux. Ainsi, pour se procurer le seul « virus » qui servira de vecteur pour activer la transformation génétique des lymphocytes, le laboratoire devra signer un chèque de 80 000 dollars. Et si ce laboratoire acceptait de proposer le Carvykti à prix coûtant de production, sans même chercher à amortir ses investissements de recherche et développement, le montant de la facture serait tout de même de plus de 120 000 dollars. Or, la Commission de transparence lui demande de s'aligner sur le coût des traitements de référence, soit, selon les calculs réalisés avec l'aide du Dr Marion Alcantara, à peu près 15 000 euros. Imaginons que l'industriel ait choisi d'accepter de diviser son prix de base par 8 : selon vous, quelle aurait été la réaction de l'Agence allemande qui, elle, a accepté de payer cette innovation à un prix considéré comme juste par le laboratoire, compte tenu des investissements et du coût de fabrication ? Elle aurait pu exiger, elle aussi, ce monumental discount. Et progressivement, toutes les agences qui décideront de suivre les recommandations et la méthodologie européenne seraient amenées à faire de même, ce qui, finalement, aurait privé tous les patients européens du traitement. Aussi, face à cette situation, le laboratoire a tout simplement décidé de ne pas commercialiser le Carvykti en France. Mais que notre ministère de la Santé, et avec lui l'ensemble de la technostructure, se rassure ! Il n'y a rien à craindre ou presque du côté des patients. Les 5 500 personnes atteintes chaque année en France du myélome multiple ignorent tous, à quelques exceptions près, peut-être, qu'un traitement aussi efficace existe, mais qu'il leur est interdit. Si en plus de la colère des infirmières, des services d'urgence et des médecins hospitaliers il fallait affronter celle des patients en fin de vie, on ne s'en sortirait pas…

Pour autant, ne croyons pas qu'une possible révolte des patients puisse changer quoi que ce soit à la rigueur méthodologique de nos experts « les-plus-forts-du-monde ». Car dans d'autres domaines que la cancérologie, sur des pathologies plus largement répandues, où les patients sont des millions, et où les malades potentiellement privés d'un traitement attendu depuis des années sont des dizaines de milliers, sinon plus encore, notre Haute autorité de santé comme sa Commission de transparence semblent inflexibles et convaincues d'avoir, contre l'immense majorité de nos voisins européens, encore et toujours raison. Tant pis pour ceux qui souffrent, et notamment de migraine.

V

Les migraineux : 900 000 malades qui auraient mieux fait de naître ailleurs

Fin août 2020, les fans américains de tennis découvrent sur leurs téléviseurs, avec autant de surprise que de curiosité, un spot de publicité dans lequel figure l'une des stars de la petite balle, et non des moindres, Serena Williams. Celle qui affiche un des plus beaux palmarès du tennis féminin, avec 73 titres dont 23 en Grand Chelem est, certes, alors plutôt en fin de carrière. Mais elle s'inscrit encore, cette année-là, dans le Top 10 du classement mondial. Évidemment, ce n'est pas la première fois que la cadette de la famille s'affiche en star d'une campagne publicitaire. Logiquement, quelques grandes marques de sport, mais aussi les bières Michelob ou encore le cognac français Rémy Martin lui ont déjà fait confiance. Mais cette fois, la tonalité est différente. La championne révèle en effet à l'écran être régulièrement, et de longue date, victime de crises de migraine. Et elle montre aux téléspectateurs ce médicament qui a changé sa vie, l'Ubrelvy, produit du laboratoire AbbVie. Le téléspectateur français pourrait « tomber de sa chaise » en regardant ce spot. En France, il est strictement interdit de diffuser le moindre message promotionnel, à la télévision comme dans la presse ou à la radio, pour un médicament dont la délivrance est soumise à la prescription de votre médecin, ce qui est le cas de l'Ubrelvy outre-Atlantique. Une interdiction qui est d'ailleurs en vigueur presque partout dans le monde, sauf en Nouvelle-Zélande et aux États-Unis. Mais le téléspectateur français aurait surtout une autre raison de s'interroger : quel est ce médicament censé lutter avec efficacité contre les migraines alors qu'en cette année 2020, rien de nouveau n'a été proposé aux 8 à 10 millions de migraineux de l'hexagone depuis des décennies ? Or depuis 2018, déjà, les grandes chaînes américaines ont été largement prises d'assaut par les spots de publicité de quelques médicaments antimigraineux, Ubrelvy, donc, mais aussi Nurtec ou Aimovig, Ajovy, Emgality… Et d'autres « stars », ou supposées telles, à l'image par exemple de Khloé Kardashian avec le Nurtec ont, comme la joueuse de tennis, évoqué leurs migraines et les effets de l'un ou l'autre de ces traitements. Des traitements récents et qui revendiquent une efficacité souvent impressionnante. Tous ces produits ont été validés par la Food and Drug Administration, le gendarme américain du médicament. Et les chiffres qu'avancent les publicités en question quant à la réduction du nombre, de l'intensité ou de la durée des crises de migraine, sont les résultats d'essais cliniques menés sur des milliers de patients.

En France, rien de nouveau depuis 25 ans

Mais au-delà de cette guerre des publicités, il est une réalité qui devrait sérieusement interroger ceux qui, chez nous, souffrent de ces migraines. En effet, en cette année 2020, les près de 40 millions de migraineux américains ont désormais accès, via leurs médecins, à plusieurs solutions thérapeutiques pour prendre en charge cette maladie – car c'en est une. Alors qu'en France ? Rien de nouveau depuis le lancement, il y a déjà près de 25 ans, des triptans. À l'époque, les Imigrane, Zomig et autres Relpax apparaissent comme les premières véritables innovations proposées à ceux dont on a trop longtemps sous-estimé les douleurs. Mais tous les migraineux n'y sont pas sensibles, loin de là. Certes, il existe d'autres solutions pour les millions de patients toujours en « échec thérapeutique », c'est-à-dire ceux pour lesquels aucun des anti-migraineux reconnus et remboursés en France n'est efficace. Il s'agit en réalité de médicaments qui, à l'origine, ne sont absolument pas destinés à lutter contre cette pathologie. Des médicaments dont on a constaté, presque par hasard, qu'ils agissaient sur la migraine. Il s'agit notamment de bétabloquants, utilisés en cardiologie, de produits dits « tricycliques » tel que le Laroxyl qui est à l'origine un antidépresseur ou encore des antiépileptiques à faible dose, par exemple l'Epitomax ou le Topiramate. Il s'agit, pour la plupart, de médicaments vieux de plus de 50 ans. Et qui présentent parfois des contre-indications absolues. Ainsi, personne n'oserait plus aujourd'hui prescrire un antiépileptique à une femme en âge d'avoir un enfant, le risque serait trop important. Or la migraine touche deux fois plus de femmes que d'hommes. « Et nos connaissances quant aux mécanismes de la migraine ont heureusement très largement évolué au cours des dernières décennies », souligne le Dr Christian Lucas, neurologue au CHU de Lille et qui a fait de la prise en charge de la migraine son quotidien, étant lui-même concerné.

Une « maladie de bonne femme » trop souvent ignorée

« Maladie de bonne femme », présentée en son temps par Honoré de Balzac comme un « impôt » que l'épouse fait payer à son mari pour échapper au devoir conjugal, la migraine est, plus tard, considérée comme une maladie d'intellectuels, d'écrivains ou d'artistes : eux ont le temps de « s'écouter » et d'avoir mal. Ce qui n'est pas le cas des classes populaires, de ceux qui « travaillent pour de vrai ». Jusqu'à l'apparition des premiers traitements de la douleur, c'est par l'imposition de courants électriques que l'on proposait de traiter la migraine. Certes, les esprits ont depuis évolué. Mais aux yeux du Dr Lucas, la France, notamment, traîne encore quelques idées reçues aux effets dramatiques : « À la fin du XIXe siècle, souligne-t-il, quelques grands médecins, à l'image de Jean-Martin Charcot et de ses disciples, ont établi un parallèle entre la migraine et l'hystérie. La migraine était considérée comme le symptôme d'une névrose et la science s'en est largement désintéressée pendant des décennies. Résultat ? Ceux qui en souffraient n'osaient pas l'avouer, de peur de passer pour des fous ou des malades imaginaires. D'autres, très nombreux, avaient baissé les bras, considérant qu'il n'y avait rien à faire sinon peut-être s'enfermer dans le noir en attendant des heures ou des jours meilleurs. » Aujourd'hui encore, et malgré une préoccupation du public toujours plus importante pour les questions de santé, un récent sondage effectué par l'association La Voix des migraineux révèle qu'un malade sur trois n'a jamais consulté au sujet de ses migraines. Et il s'écoule en moyenne plus de sept années entre les premiers symptômes et la pose du diagnostic.

C'est probablement ce qui explique pourquoi, aujourd'hui encore, et particulièrement dans notre pays, le terme de « migraine » est trop souvent galvaudé. Et pas seulement dans le grand public mais aussi chez nombre de médecins et, c'est peut-être le plus important, du côté des autorités sanitaires. « Ces autorités et leurs experts qui se prononcent sur l'autorisation des nouveaux médicaments sont à des années-lumière d'imaginer réellement ce qu'est la vie d'un migraineux sévère, les handicaps qui sont les siens au quotidien. » Des autorités et leurs ministres de tutelle, comme celui qui, un jour, a refusé d'évoquer ces nouveaux traitements et leur possible remboursement en se contentant de statuer : « Je ne vais quand même pas refiler 300 euros par mois à des bonnes femmes qui ont des maux de tête. » Élégant ! De leur côté, les chercheurs, notamment dans l'industrie pharmaceutique, secteur logiquement motivé par le marché colossal que représente une maladie qui touche 15 % de la population, ces chercheurs, donc, ont au cours des deux dernières décennies, largement progressé dans la connaissance des mécanismes de la migraine. On sait désormais que les migraineux sont particulièrement sensibles au CGRP, un neuropeptide découvert en 1982, et qui est libéré lors des crises de migraine.

Des nouveaux médicaments accessibles, mais pas chez nous

La piste sur laquelle se sont donc engouffrées les équipes de recherche est celle des anticorps anti-CGRP. Avec un incontestable succès puisque plusieurs traitements de ce type ont été mis au point au cours des dernières années, dont les Ubrelvy, Nurtec, Aimovig, Ajovy, Vyepti ou Emgality qui, depuis, ont envahi les pages de publicité et les pharmacies américaines. Autant de traitements qui ont tous été validés par la FDA. Des médicaments qui, les essais cliniques réalisés pour chacun d'eux le démontrent, permettent de diminuer la fréquence, l'intensité et la durée des crises de migraine. Chez plus de 30 % des migraineux ayant reçu l'un de ces produits, le nombre de crises a été divisé par deux. Il apparaît même que pour 20 à 30 % des patients traités, la migraine devient progressivement un vieux souvenir, avec la disparition totale des crises. En Europe, quatre de ces traitements (Emgality, Aimovig, Ajovy et

Vyepti) ont d'ores et déjà décroché le feu vert des experts de l'EMA et sont accessibles et remboursés dans l'immense majorité des pays européens. Exactement dans 24 pays de l'Union européenne sur 27. Mais pas en France ! En Allemagne, plus de 25 000 patients ont déjà été pris en charge par l'un de ces anti-CGRP. Pourtant, personne, pas même nos experts scientifiques, ou supposés tels, de la Haute autorité de santé, ne conteste l'efficacité de ces traitements dont trois ont bénéficié d'un Service médical rendu important ou modéré. Mais cette évaluation s'effondre au moment d'attribuer le fameux ASMR. Car quelles que soient les données existant sur l'efficacité de ces nouveaux traitements, quels que soient les milliers de patients soulagés, aux quatre coins du monde, et jusque chez nos voisins, la doctrine de nos autorités ne doit pas changer. En d'autres termes, il faut comparer les résultats de ces médicaments avec ceux des traitements disponibles. Ce qui n'est pas sans provoquer la colère des spécialistes. « Aujourd'hui, on ne peut pas éthiquement, humainement, imposer à des patients ces fameux essais que réclament les autorités françaises », souligne le Dr Lucas : « Pourquoi ? Tout simplement parce que cela reviendrait à dire aux centaines de personnes participantes, qui ont, par le passé, déjà été traitées sans aucun succès par des antiépileptiques ou des tricycliques, par du Laroxyl ou autre : vous allez prendre part à un essai clinique sur cette pathologie qui vous gâche la vie depuis tant d'années, mais sachez qu'en réalité, vous avez une chance sur deux de vous voir administrer un traitement qui n'a aucun effet sur vous puisque vous l'avez déjà essayé, sans succès ! Sans oublier les effets secondaires qui peuvent l'accompagner ! C'est juste humainement inadmissible ! D'ailleurs les personnes potentiellement participantes à l'essai refusent de signer quand on leur explique la situation. On marche sur la tête ! »

50 000 personnes privées d'un traitement qui changerait leur vie

Compte tenu des indications précises de ces traitements, à savoir qu'ils sont réservés aux patients atteints de formes sévères de migraines (soit des patients sans antécédents cardiovasculaires, souffrant d'au moins 8 jours de migraine par mois, ce qui est considérable, et ayant vu échouer au moins deux traitements de fond existants), le Dr Lucas, comme les associations de patients comme la très active Voix des migraineux estiment que 40 000 à 50 000 personnes en France, soit l'équivalent de la ville de Bayonne, sont aujourd'hui laissées sans aucune solution thérapeutique, abandonnées à leur souffrance, à moins, évidemment, d'avoir les ressources nécessaires pour payer de leur poche les 250 euros par mois que coûtent les deux seuls traitements disponibles mais non remboursés, à savoir Ajovy et Emgality. 50 000 personnes pour qui notre beau et grand système de santé est loin d'être le meilleur du monde. Ni le meilleur du monde, ni même le meilleur d'Europe puisque, s'ils avaient eu la chance de naître sur le Vieux Continent mais ailleurs qu'en France, ces dizaines de milliers de migraineux ne seraient pas contraints de devoir faire un choix, chaque mois, entre d'une part une vie normale sans ces douleurs insupportables et, d'autre part, un plein de course pour la famille, un peu d'argent de côté en prévision des vacances ou des cadeaux pour les enfants à Noël. Car, ne l'oublions pas : le revenu moyen en France est aujourd'hui de 2 587 euros nets par mois. Une vie libérée de cette souffrance migraineuse se paie au prix d'un dixième de cette somme !

La migraine coûte plusieurs milliards d'euros chaque année à notre pays

Certes, on peut imaginer que les comptables de la santé soient frileux à l'idée d'« ouvrir les vannes » pour des produits qui pourraient donc, s'ils étaient remboursés, même partiellement, coûter à la collectivité entre 50 et 90 millions d'euros chaque année. À ceci près que, une fois de plus, la calculatrice de ces décideurs semble ne pas fonctionner correctement et disposer d'un bouton « moins » quelque peu défaillant. Car, et plusieurs études l'attestent, la migraine a un coût pour notre société. Et non des moindres. Ainsi, et selon plusieurs sociétés savantes qui constituent ce que le Dr Lucas décrit comme « l'ensemble de la communauté neurologique française », les coûts induits par la migraine en France peuvent être estimés à plusieurs milliards d'euros chaque année. Comment ? Nombre de patients atteints de ces migraines sévères souffrent de dépression – le risque d'anxiété et de dépression est multiplié par deux chez les migraineux chroniques. Certains, à bout de forces et toujours sans solution, abusent de médicaments antalgiques dont la surconsommation anarchique provoque de multiples hospitalisations. À cela, il convient d'ajouter un absentéisme très important et une perte de productivité attestée par toutes les analyses. La rentrée 2023 a été marquée par le débat autour de cette question avec la hausse constatée des arrêts de travail. Les chiffres sont en effet problématiques : 14 milliards d'euros ont été versés, en 2022, aux assurés sociaux qui ont interrompu leur travail pour raisons de santé (maternité comprise). Soit une hausse de plus de 8 % en un an. Une tendance de fond selon l'Assurance maladie qui se confirme sur une décennie. Aux yeux du gouvernement, la raison de cette inflation semble entendue : les abus, la triche et les consultations à distance. Sur un plateau de télévision, Bruno Le Maire cherchait à opposer les gentils travailleurs et les méchants abuseurs : « Ce qui est totalement anormal et même révoltant, c'est qu'il y a des gens (…) qui sont en arrêt maladie alors qu'ils ne sont pas malades. » Une phrase qui ne restera probablement pas dans les archives des déclarations les plus originales de notre classe dirigeante. Tout comme celle de Gabriel Attal, alors ministre délégué aux Comptes publics : « "Il est très facile de se procurer un arrêt maladie" en quelques minutes, sur les réseaux sociaux ou "par téléphone", moyennant une dizaine d'euros. Il a aussi soutenu que les congés de ce type tombent en "majorité le lundi ou le vendredi". Sous-entendu : certains en profitent peut-être pour allonger leur week-end aux frais de la collectivité », relayait *Le Monde* dans son édition du 1er août 2023. Rappelons tout de même que le développement des téléconsultations a été présenté par le même gouvernement comme l'une des solutions à mettre en place pour lutter contre les déserts médicaux et que, durant la crise du Covid, la pratique a permis de soulager nombre de services d'urgence. Mais peut-on espérer un jour venir à bout de cette tentation du week-end prolongé ? Et surtout comment ? Depuis quelques mois, certains médecins de ville, épinglés pour avoir prescrit nettement plus d'arrêts maladie que la moyenne, font l'objet d'une forme de mise sous tutelle par les services de l'Assurance maladie. Mais comment vérifier, a posteriori, la validité d'un arrêt maladie de 3 jours ? Sans oublier que les actes dénoncés par Gabriel Attal sont des arrêts de 1 ou 2 jours et qu'ils ne sont donc pas tous indemnisés par la Sécu, tombant sous la règle des trois journées de carence, et qu'ils ne doivent donc pas beaucoup nuire aux comptes de la noble institution. À l'inverse, un simple petit regard du côté de certaines pathologies dont la migraine permettrait peut-être d'ouvrir quelques pistes. Ainsi, sur une période de trois mois, et selon une étude de La Voix des migraineux, près de 6 migraineux chroniques sur 10 (57 %) ont manqué au moins 5 jours de travail. Une autre étude menée en 2017 par la société Kantar et le laboratoire Novartis (qui commercialise l'un de ces nouveaux traitements, l'Aimovig) avait établi que pour un échantillon de 305 patients atteints de migraine chronique, (soit plus de 8 jours de crise par mois), le nombre de jours d'absence provoqués par la migraine était en moyenne de 33 par an. Si l'on ne prend en compte que les 40 000 à 50 000 personnes aujourd'hui en échec thérapeutique face à leur migraine, et que l'on considère que 70 % d'entre eux sont actifs, cette « maladie de bonne femme » serait chaque année à l'origine de près de 1,2 million de journées d'arrêt de travail. Le chiffre réel est certainement bien plus important encore si l'on considère que même quand la pathologie est partiellement traitée, elle est encore source de nombreux jours chômés. Par ailleurs, même ceux des patients qui n'osent pas s'arrêter dans un univers professionnel souvent tendu admettent qu'ils sont nettement moins efficaces et disponibles au travail les jours de crises. Les migraineux concernés évaluent à 21 jours leur perte de productivité au cours des trois derniers mois. Soit, après une simple projection, plus de 80 jours par an. D'un côté, donc, un remboursement qui pourrait se traduire par une dépense de santé de 50 millions d'euros, de l'autre, une diminution quasi immédiate du nombre de patients pris en charge pour leur dépression et la réduction tout aussi rapide du nombre d'hospitalisations dues à la surconsommation d'antidouleurs. Et, dans un second temps la baisse du nombre d'arrêts de travail provoqués par des crises de migraine sévères. Même si l'on considère que les nouveaux traitements entraîneraient une baisse de 20 à 30 % de ces coûts induits (une hypothèse probablement sous-évaluée), l'équation se résumerait donc à une dépense de 50 millions maximum (avec des traitements remboursés à 65 %) pour une économie à court terme dépassant le milliard d'euros. De quoi se demander si on n'a pas un peu trop négligé l'enseignement de l'algèbre de base dans le programme de l'ENA ou de l'École nationale de la santé publique (ENSP). Pourtant, les sociétés savantes ont, à de multiples reprises, tenté d'alerter les pouvoirs publics et notamment les ministres de la Santé successifs depuis l'élection d'Emmanuel Macron, en 2017 – date à laquelle, justement, les premiers traitements de nouvelle génération sont apparus outre-Atlantique. Ainsi, le 2 mars 2022, le Dr Christian Lucas qui préside la Société française d'études des migraines et céphalées et l'ensemble de ses confrères au sein de cette organisation ont-ils transmis officiellement et par écrit un nouveau courrier à Olivier Véran avec un peu plus d'espoirs que de coutume : la France était sortie, pour l'essentiel, de la crise du Covid et le ministre s'avère être neurologue de formation. Las ! Les auteurs de cette lettre attendent toujours le moindre accusé de réception. Et du côté de François Braun qui a succédé à Olivier Véran ? Le même silence assourdissant. Quant à Aurélien Rousseau, le Dr Lucas, désormais philosophe, lui accorde encore un peu de temps pour réagir au courrier qui lui a été transmis dans la foulée de sa nomination au gouvernement. Les Journées francophones de la migraine qui se sont tenues en septembre dernier « sous le haut patronage du ministère de la Santé et de la Prévention », ce qui a fait rire jaune plus d'un spécialiste, ont été l'occasion d'un nouveau coup de gueule de la part de ces praticiens qui désespèrent de proposer à leurs patients ces nouveaux traitements : « On est dans une médecine à trois vitesses, estime Christian Lucas. Il faut déjà avoir un médecin généraliste. Si on est migraineux sévère, il faut trouver un neurologue (seuls autorisés à prescrire ces traitements, même s'ils ne sont toujours pas remboursés) qui connaisse la migraine. Et si on est éligible à ces nouveaux traitements, il faut avoir de l'argent pour se les payer ! »

Le Botox ? Efficace contre la migraine mais accessible avec dix ans de retard

Mais ne soyons pas trop catégoriques et reconnaissons à nos autorités ce qu'elles ont pu faire de « bien » pour la prise en charge de la migraine. Ainsi, au-delà des triptans évoqués plus haut, au-delà de ces médicaments dont on a « par hasard » découvert l'efficacité au moins partielle sur la douleur migraineuse (mais qui posent bien des problèmes, notamment quant à leurs effets secondaires), il existe un autre produit qui permet, chez certains patients, une prise en charge de fond de la migraine. Un produit pas tout à fait comme les autres, très largement connu du grand public mais pour une tout autre indication : le comblement des rides ! Ce produit n'est autre que le célèbre Botox. La toxine botulique de type A, véritable désignation scientifique du Botox, est en effet proposée pour la migraine chronique et se révèle efficace chez 60 % des patients pour lesquels elle a réduit d'au moins de moitié le nombre de jours avec migraine. Le produit nécessite au minimum deux séances (avec trois mois d'écart entre les deux) pour en évaluer l'efficacité, séances qui comportent chacune un peu plus d'une trentaine de micro-injections sur le visage du patient. Continuons d'être positifs et notons que le Botox, dans cette indication, est un produit dit « de la réserve hospitalière », ce qui signifie une prise en charge financière totale et aucun reste à charge pour le patient. Parfait ! Certes, le médecin qui réalise ces séances doit avoir été formé très spécifiquement à cette pratique ; et trop peu, compte tenu du nombre de patients migraineux chroniques, le sont aujourd'hui. Résultat ? Les listes d'attente sont très longues et les inégalités géographiques quant à l'accès aux séances sont criantes. Certes, mais tout de même, voilà un bon point. Seulement voilà, dans l'immense majorité des pays européens, comme bien évidemment aux États-Unis, au Canada, et dans la plupart des pays développés, le Botox est utilisé et pris en charge pour les migraineux depuis plus de 12 ans. Sauf en France, où il a fallu attendre le début de l'année 2022 pour avoir accès à ce traitement pourtant largement utilisé dans son indication esthétique chez nous comme ailleurs ! Plus de dix années de retard par rapport à nos voisins les plus proches pour un traitement efficace chez 60 % de ces migraineux chroniques qui se disent parfois prêts à se « taper la tête contre les murs » tant leur douleur est intense. C'est à eux, à vous peut-être, à votre conjoint, votre fils ou votre père qu'on a imposé ces dix années de souffrance alors qu'ils auraient pu s'en libérer majoritairement. Ceux qui connaissent un peu les pays anglo-saxons le savent : une telle situation y aurait été inimaginable. Tout comme celle de ces traitements dont l'efficacité a été démontrée mais qui patientent toujours dans l'antichambre de notre système de santé paraît-il « solidaire ». Aux États-Unis, quelques mois seulement de retard imposés à ceux qui souffrent dans leur possible accès à un traitement efficace auraient provoqué des mobilisations spectaculaires : « Des centaines de migraineux se seraient enchaînés chaque matin aux grilles de la Maison Blanche », nous précisait, à peine ironique, un de nos amis, journaliste à Washington, lorsque nous lui avons appris que le Botox avait enfin décroché son inscription, dans cette indication, au *Journal officiel de la République française* en janvier 2022. Comme le souligne le Dr Lucas, cette règle de « l'exception française », dont on applaudit les effets dans le monde de la culture, a tourné « dans le mauvais sens » dans le domaine de la migraine, mais aussi dans bien d'autres univers thérapeutiques, en fabriquant des milliers, sinon des millions de patients contraints de se contenter de traitements dépassés, loin des standards actuels de la science pourtant reconnus chez l'immense majorité de nos voisins.

VI

Traitements contre l'obésité : on parie ?

À l'horizon des prochaines années, pointe déjà le problème que poseront, chez nous, les produits de lutte contre l'obésité, des produits qui sont validés et reconnus pour leurs effets et leur balance bénéfice-risque, et qui sont donc en passe, selon toute vraisemblance, d'être autorisés par l'Agence européenne du médicament. Ces produits sont à l'origine des antidiabétiques dont on a découvert qu'ils provoquaient une perte de poids importante, entre 15 et 20 % du poids d'origine des patients. En d'autres termes, une personne en situation d'obésité et qui affiche 100 kg sur la balance pourra avoir perdu, après un peu plus d'un an, entre 15 et 20 kg. Mais le mot important, ici, est « obésité ». Le médecin prescripteur doit en effet réserver le produit, qui se présente sous la forme d'un stylo auto-injecteur, aux patients dont l'Indice de masse corporelle (IMC) est au-dessus de 30. Clairement donc, et depuis quelques mois déjà, des détournements du produit sont constatés au profit de personnes en simple surpoids ; le traitement est pourtant très strictement dédié à ces personnes obèses dont on sait qu'elles présentent des risques nettement plus importants face à certaines pathologies, parfois fatales. On est donc loin du produit de confort et plus personne n'ignore aujourd'hui les chiffres ahurissants de l'obésité dans le monde et chez nous en France. Dans notre pays, la dernière enquête sérieuse, réalisée par Odoxa en 2020, estimait à 17 % la proportion de la population adulte effectivement obèse, selon la définition de l'IMC. Pourtant, je suis d'ores et déjà prêt à prendre le pari que les obèses français seront parmi les derniers à pouvoir accéder « légalement » à ce médicament. D'abord parce qu'un antidiabétique utilisé pour la perte de poids rappellera à tous le scandale du Mediator, même si ce traitement, désormais et heureusement interdit, n'a rien de commun avec les nouveaux venus dans son mode de fonctionnement. Mais on peut s'attendre à une levée de boucliers, probablement accompagnés de glaives et autres arguments tranchants, contre l'autorisation de ce produit. Déjà, certains se mobilisent, et les frondeurs, avant même que le moindre dossier n'ait été déposé sur le bureau de la HAS, semble affûter leurs arguments et mobiliser leurs troupes. Ainsi, une dizaine d'éminents pharmacologues ont publié dans les colonnes du quotidien *Le Monde*, début avril, une tribune au titre faussement interrogateur : « Obésité : Faut-il vraiment une réponse pharmacologique à une maladie sociale ? » Faussement interrogateur en effet, car la religion de ces professeurs est faite. Et la réponse à la question posée ici est évidemment négative. Pour ces illustres signataires, la politique de lutte contre l'obésité doit être avant tout préventive. Cela étant, la prévention a depuis toujours été le parent pauvre de la politique sanitaire française. Et malgré toutes les promesses faites et tous les engagements pris, les fonds publics qui lui sont alloués sont anecdotiques. Ainsi, sur l'année 2020, les dépenses « préventives » représentaient une enveloppe de 5,1 milliards d'euros soit moins de 2 % du total des dépenses de santé. Contre 3,2 % en Allemagne et plus de 4 % au Royaume-Uni comme en Italie. Seul le Portugal fait à peine moins bien que la France en la matière avec 1,8 % des dépenses locales de santé consacrées à la prévention. Par ailleurs, les quelques progrès qui ont été enregistrés en la matière à l'occasion du vote du Budget de la Sécurité sociale pour l'année 2023 ne concernent en rien la prévention de l'obésité, et se concentrent sur les violences sexuelles ou la contraception. En conséquence, il paraît loisible de s'interroger pour savoir si nos pharmacologues signataires ont raison d'avancer cette seule carte pour en finir avec l'obésité ? Ils en semblent convaincus quand ils écrivent que « ce sont les sciences sociales, avec l'éclairage des sciences médicales, qui doivent être le fer de lance de la prévention ». Et si médicaments il y a, il s'agira exclusivement selon eux des traitements habituellement prescrits pour prendre en charge les conséquences de l'obésité, et non l'obésité elle-même. Pourtant, tout ce qui a pu être fait depuis des années sur cette question précise n'a jamais produit le moindre effet ni ralenti la progression de l'obésité dans notre pays. Le désormais célèbre « cinq fruits et légumes par jour » est plus source de plaisanteries que de résultats concrets. Et en période d'inflation telle que nous la vivons aujourd'hui, ce serait ignorer totalement la réalité de notre pays que d'imaginer les choix des consommateurs d'abord guidés par je ne sais quel indice du « bien manger » sur les pommes de terre surgelées ou les pâtes à tartiner vendues par lot de trois au prix de deux. Pourtant, avant même que les autorités sanitaires ne soient saisies par un laboratoire pour envisager la mise sur le marché de ces nouveaux traitements, les pontes de la pharmacologie française l'affirment en substance : « Pour nous, c'est non ! »

La pression des professionnels de la chirurgie bariatrique

D'autant que d'autres groupes d'intérêts se sont immédiatement engouffrés dans la brèche et comptent bien profiter de cet a priori franchement négatif pour préserver leur business. Même si celui-ci n'est pas sans risque pour les patients et pour l'équilibre des comptes de la Sécu. En effet, depuis quelques années, nous croisons autour de nous des connaissances, des collègues, perdus de vue depuis quelques mois et que l'on a bien du mal à reconnaître tant ils ont fondu. Derrière cet amaigrissement miracle, le bistouri. Ou plutôt la chirurgie dite bariatrique. S'il en existe plusieurs types, on schématisera en précisant qu'il s'agit de diminuer la capacité de l'estomac à absorber les aliments et donc les graisses. Le recours à cette pratique a explosé au cours des dernières années, et on recense aujourd'hui, selon les sources, entre 45 000 et 55 000 interventions de ce type chaque année dans notre pays. Des interventions qui, sous certaines conditions, peuvent être prises en charge par la Sécu. Celle-ci rembourse en moyenne quelque 4 500 euros, somme à laquelle il convient d'ajouter les nombreuses consultations avant et après l'opération, tant l'éducation du patient et sa préparation au changement de vie et de comportement alimentaire sont essentielles. Si les conditions à remplir pour bénéficier d'une telle prise en charge sont strictes (et notamment un IMC de 40 au moins), la Haute autorité de santé semble pourtant voir plutôt d'un bon œil le développement de cette pratique. Ainsi, et un peu à la surprise générale des spécialistes d'ailleurs, notre instance nationale a, fin 2022, conseillé le remboursement de cette chirurgie pour les personnes dont l'obésité est moins marquée mais qui sont diabétiques de type 2. Ce qui pourrait représenter des dizaines et des dizaines de milliers de cas chaque année. On espère (sans trop d'illusions, pour ma part) que la HAS fera preuve de la même ouverture d'esprit face aux dossiers de ces nouveaux produits, validés par les agences sanitaires un peu partout dans le monde et dont le coût serait nettement moindre que celui représenté par la prise en charge de cette chirurgie de l'obésité. Évidemment, les médecins spécialistes de ces interventions, qu'elles soient remboursées ou non, sont plutôt réticents à l'idée de voir arriver ces nouvelles solutions thérapeutiques. Et ils ont d'ores et déjà engagé l'offensive. Ainsi, il y a quelques semaines, la Fédération internationale pour la chirurgie de l'obésité et des troubles métaboliques a tenu à dévoiler les chiffres d'une étude selon laquelle la chirurgie bariatrique « réduit le risque de cancer de 25 % ». Un tantinet présomptueux, ces spécialistes affirment également dans leur communiqué que ces données confirment le fait que « la perte de poids significative obtenue avec la chirurgie bariatrique réduit le risque de plusieurs types de cancer ». Mais la véritable question, c'est de savoir si la perte de poids significative, quelle que soit la méthode utilisée, ne parvient pas finalement au même résultat. Ce que semblent confirmer les éléments publiés par le très respectable INCa (Institut national du cancer), qui affirme en effet que « le surpoids et l'obésité sont associés à un risque accru de développer un cancer pour 14 localisations différentes », parmi lesquelles les cancers du foie, du sein, du rein, du foie, du pancréas, de l'estomac, etc. Ce qui relativise sérieusement la proclamation des chirurgiens. Mais il semble évident qu'il ne s'agit pas ici seulement d'enfoncer quelques portes ouvertes, mais bien de mettre en place les arguments pour affronter, demain, la concurrence des traitements déjà proposés dans de nombreux pays. Tant il est vrai que, au cas où ces traitements étaient validés en France, le choix entre une petite auto-injection sans douleur et une opération chirurgicale nécessitant, entre autres, 4 jours d'hospitalisation, risque bien ne pas se faire en faveur du bistouri. Mais, encore une fois, « au cas où ces traitements étaient validés en France », ce qui est très loin, d'être fait.

Et si la réponse apportée par nos autorités est négative, il faudra bien le faire accepter aux obèses eux-mêmes. Il faudra avoir le courage de leur dire qu'ils devront se priver de ces médicaments déjà examinés et validés par de nombreuses autorités sanitaires, là, à nos frontières, sous prétexte qu'en France on s'adresse aux sociologues ou aux démographes pour imaginer une politique de prévention qui, de toute façon, leur sera inutile. Car lorsqu'on affiche un IMC de 35 ou 40, c'est bien d'une prise en charge dont on a besoin et non d'une nouvelle politique de santé publique et de quelques messages faussement rédempteurs sur des paquets de chips au goût bacon ou barbecue. Et peut-on espérer qu'un possible refus d'autoriser ces traitements fasse, quelques années plus tard, l'objet d'un véritable bilan ? Pour savoir combien de cancers, de cas d'hypertension, d'accidents cardiovasculaires et, finalement de décès, on aura choisi, par dogmatisme, de ne pas prévenir ni éviter ?

Conclusion

Un chiffre pour débuter, d'autres chiffres pour finir

Au moment de vous quitter, je décide de répliquer le même exercice que pour commencer, en vous donnant quelques chiffres. Le premier est aussi éclairant que surréaliste, inquiétant, incompréhensible. Et il a lui aussi, c'est évident, des conséquences en termes d'années de vie perdues. Souvenez-vous : je vous disais un peu plus haut que l'étape finale du parcours du médicament se déroule dans le secret des négociations entre les laboratoires et le Comité économique des produits de santé. Avec au bout du compte, si tout va bien, un prix accordé par le CEPS (même si, nous l'avons vu, une remise secrète est exigée). À cet instant-là donc, tout le monde est tombé d'accord, tout est réglé, bouclé, terminé, et le produit en question, parce que les laboratoires sont des entreprises prévoyantes, peut-être dans la foulée, ou presque, livré en pharmacie ou aux hôpitaux, et rendu accessible aux patients sur ordonnance. Les camions peuvent donc s'élancer… Enfin, pas tout à fait. Car pour être officiellement mis sur le marché, les résultats de cette négociation doivent être publiés au *Journal officiel de la République française* sous la forme d'un arrêté. Le *Journal officiel* est un média particulièrement réactif puisque, par exemple, les débats qui ont lieu à l'Assemblée nationale y sont intégralement reproduits dès le lendemain. On se doute donc que la publication d'une petite information concernant un médicament ne posera pas de problème particulier. Détrompez-vous. En moyenne, entre le moment de la conclusion des négociations dans les bureaux du CEPS et la publication « libératrice » au *Journal officiel*, il va encore s'écouler pas moins de 110 jours ! Presque quatre mois au cours desquels il est évidemment hors de question de pouvoir se procurer le produit. Et pour certains traitements, pour certains patients, en échec thérapeutique avec les produits disponibles, près de quatre mois de décalage dans l'initiation d'un traitement innovant peuvent signifier le pire. Alors pourquoi ce délai insensé, puisque tout est réglé et que tous les obstacles ont été franchis ? À lire cette question, je me dis que je n'aurais peut-être pas dû conclure ce livre avec ce chiffre-là. Car je risque de vous laisser sur une mauvaise impression. En effet, personne n'a été capable de nous apporter une réponse satisfaisante : « Ce sont les délais de l'administration », « il faut les signatures de deux ou trois ministres », « c'est comme ça ». Autant de mots qui doivent avoir bien du mal à passer auprès des malades et de leurs familles ! La seule hypothèse avancée, par un dirigeant français de l'industrie du médicament est presque plus déprimante encore que l'absence d'explication : « S'il faut autant de temps pour décrocher ces signatures, c'est probablement parce que la santé n'est pas prioritaire et que d'autres décisions passent avant ! »

Ces délais s'accumulant, ce qui est imposé à des dizaines de patients en France est indigne d'un grand pays développé. Pour illustrer cette situation, il suffit de se pencher sur le bilan de l'Agence européenne du médicament pour les dernières années. Ainsi, sur les nouveaux traitements ayant obtenu le feu vert des experts européens, entre 2018 et 2021, moins d'un sur deux (49 %) était effectivement disponible sans restriction, sans procédure dérogatoire, chez nous en France à la fin de l'année 2022. Moins d'un sur deux ! Visiblement, il faut un peu de temps pour faire le chemin entre les bureaux de l'Agence européenne, à Amsterdam, et ceux du ministère de la Santé, qui signe l'arrêté avenue Duquesne dans le 7e arrondissement de Paris. Pourtant, en Allemagne cette proportion est de 87 %, en Italie de 81 %, en Angleterre de 66 % et, enfin, en Espagne, de 61 %. Et de 49 % chez nous. « Faux ! » nous objecteront évidemment les défenseurs du système à la française. Là encore, ils considèrent que le fameux accès précoce corrige le retard hexagonal. S'il n'y a bien que 49 % de traitements validés par l'Agence européenne qui sont effectivement accessibles en quelque sorte « de droit commun », il convient d'y ajouter 17 % qui bénéficient de cette procédure dérogatoire. Mais ils oublient encore et toujours de préciser que pour ces médicaments ayant eu la chance d'être proposés aux médecins et à leurs patients avant la fin du long processus d'évaluation à la française, les conditions posées sont telles qu'on est loin, très loin, de pouvoir en faire profiter tous les malades qui pourraient théoriquement en avoir besoin. En d'autres termes, avec ce système, seule une partie des patients a de la chance. Ce dont il faut visiblement se féliciter et se contenter. Tant mieux pour ceux qui sont dans le bon hôpital, entre les mains du bon médecin, tant pis pour les autres. Mais quels que soient les calculs, il faudra bien admettre que plus d'un tiers des médicaments

(34 % exactement) ayant été validés par les experts européens, entre 2018 et 2021, étaient, fin 2022, totalement interdits aux malades français ! On parle beaucoup et avec raison des problèmes de pénuries de médicaments. Mais il s'agit là d'une autre pénurie bien plus grave encore. Car si l'on peut souvent remplacer un médicament qui manque provisoirement dans les tiroirs des pharmacies par un générique ou par un autre traitement, ces 34 % là sont irremplaçables. Et finalement, on doit probablement se féliciter, de manière un peu cynique, du fait que le circuit du médicament soit suffisamment complexe (peut-être un peu moins, au moment de refermer ce livre) pour que la majorité des Français ignorent cette situation. Car, je l'espère du moins, si nous savions tous que nous sommes ainsi privés pendant des années d'un tiers des traitements les plus innovants, alors, face à la perte d'années de vie et de vies tout court que cette privation entraîne, notre colère collective serait susceptible de provoquer de sacrées migraines chez nos décideurs… Et comme nous patientons toujours pour disposer des traitements efficaces en la matière, ils finiraient peut-être par comprendre à quel point cette situation est indigne.

Table des matières

Achevé d'imprimer
sur les presses de la Nouvelle Imprimerie Laballery
58500 Clamecy

N° d'impression : 309765
Achevé dimprimer : octobre 2023
Dépôt légal : octobre 2023

Imprimé en France